心血管病患者健康教育丛书

丛书主编　侯应龙　韩　梅　霍　勇

心血管病患者生活保健指导

主编　栾　晓　宋红霞

科学出版社

北　京

内 容 简 介

本书针对广大心血管病患者在生活起居、健康保健方面的问题，由长期工作在临床一线的心内科专家精心编写。全书详细介绍了心血管病危险因素及其防治原则、心血管病患者饮食健康指导、心血管病患者运动健康指导及心血管病患者生活起居健康指导，对于患者希望解答的问题给予了科学、具体的指导。内容简明实用、语言通俗易懂，并配有大量插图。

本书适合心血管病患者及家属阅读参考。

图书在版编目(CIP)数据

心血管病患者生活保健指导/栾晓，宋红霞主编.—北京：科学出版社，2017.7
（心血管病患者健康教育丛书/侯应龙，韩梅，霍勇主编）

ISBN 978-7-03-053834-5

Ⅰ.①心⋯　Ⅱ.①栾⋯②宋⋯　Ⅲ.①心脏血管疾病—防治　Ⅳ.①R54

中国版本图书馆 CIP 数据核字(2017)第 141444 号

责任编辑：程晓红 / 责任校对：王晓茜
责任印制：徐晓晨 / 封面设计：蔡丽丽

斜斜 出 版 社 出版
北京东黄城根北街 16 号
邮政编码：100717
http://www.sciencep.com

北京建宏印刷有限公司 印刷
科学出版社发行　各地新华书店经销
*

2017 年 7 月第　一　版　　开本：850×1168　1/32
2019 年 7 月第二次印刷　　印张：4 3/4
字数：123 000

定价：32.00 元
（如有印装质量问题，我社负责调换）

丛书编者名单

丛书主编　　侯应龙　韩　梅　霍　勇

丛书编者　（以姓氏笔画为序）

马丽平	王　伟	王　清	王　聪
王中素	王同成	王奖荣	王蔚宗
井　丽	田秀青	史新华	付玉娥
曲海燕	任满意	刘红燕	孙　丽
李　岩	李建勇	李志远	宋红霞
张　沛	张　勇	张　笑	张玉娇
明　月	孟海燕	赵玉杰	赵倩倩
胡春颖	侯应龙	姜松梅	祝鹏举
贾晓萌	徐　飞	高　梅	高　巍
栾　晓	常　坤	韩　梅	谢庆玲
解新星	魏　荣		

前　言

　　作为一名心血管专科医生,在长期的医疗服务过程中,我们接诊过数以万计的心血管病患者,挽救过无数危在旦夕的患者生命,在为广大患者找回健康、带去欢笑的同时,时常有一种强烈的忧患意识。首先,我们常常见到如下现象:不少人对吸烟、高血压、糖尿病、肥胖、高血脂等心血管病的危险因素知之甚少;不少人20多岁就患有心肌梗死,导致终身病残;不少人正值壮年就心脏猝死,告别家人和人生;不少人对心血管介入治疗心存恐惧,拒绝治疗的机会;不少人置入心脏支架后很快又堵塞,重新回到医院;不少人患心血管病后对如何饮食、如何服药、如何运动等缺乏应有的了解。其次,我们在与众多患者的交流过程中,得知他们也有渴求心血管病防治知识的强烈愿望,希望我们这些长期工作在临床一线的医护人员编写一些小册子,普及心血管病的基础知识,甚至还有患者为我们列出希望解答的问题,让我们深受触动和鼓舞。最后,作为有社会责任感的心血管医师,除了挽救患者的生命外,还希望通过我们的努力,为众多心血管病患者的健康教育事业尽一点微薄之力。

　　鉴于此,我们组织长期工作在临床一线的相关医护人员编写了《心血管病患者健康教育丛书》,这套丛书共3个分册,分别是《心血管病患者合理用药须知》《心血管病患者介入诊疗必读》《心血管病患者生活保健指导》。丛书图文并茂,通俗易懂,基本涵盖了心血管病患者如何防病、如何用药、心脏介入治疗前后应注意事项以及居家生活等方面的健康保健知识。

在本丛书的编写过程中,得到了中国工程院院士、山东省心血管病学会主任委员张运教授的关心和指导,得到了山东省千佛山医院院长孙洪军教授的鼎力支持和极大鼓励,得到了广大心血管病患者的关注与支持。在此,我们谨代表编写人员对他们的支持和帮助致以最诚挚的谢意!

山东大学附属千佛山医院心内科主任医师　侯应龙
山东大学附属千佛山医院内科主任护师　韩　梅
北京大学第一医院心内科主任医师　霍　勇

2017 年 3 月

目　录

第 1 章

心血管病危险因素及其防治原则

目前,对人类生命和健康安全构成最大危害的疾病当属心血管疾病(CVD),其发病率和病死率逐年上升。其发病年龄提前,致死率在中国约占到40%,正成为我国居民致残的首位原因。现在全球有近1/4的人口被与心血管病相关的疾病所威胁,约有1/3的人口其一生被心血管疾病所折磨,有1/5人口死于心血管相关疾病。

心血管病的致病(危险)因素已十分明确,可分为"可改变"和"不可改变"两大类,除了年龄、性别和家族史等遗传因素不可改变外,其他危险因素,如高血压、血脂异常、糖代谢异常、吸烟、肥胖、缺少运动和心理压力都是可以改变的,因此可以预防。

一、不可改变因素及其防治原则

(一)年龄

年龄是心血管疾病最重要的独立危险因素。心血管病患病率具有显著的年龄分布差异,男性年龄>55岁、女性年龄>65岁,以及早发冠心病家族史(男性年龄≤55岁、女性年龄≤65岁)都是冠心病的重要危险因素。

无论城市与农村,无论男女,随着年龄的不断增长,患心血管疾病的风险均进行性增高。风险的增加是出于两方面因素。首先,高血压、脂质异常和糖尿病,这些危险因素随着年龄的增长而相继出现。其次,动脉粥样硬化的形成是一个慢性过程。动脉粥样硬化病变进行性累积,增加了患血管疾病的风险,并且独立于其他危险因素。在有进展型动脉粥样硬化病变的个体,即使危险因素在同一水平,患主要心血管疾病事件的可能性比有轻度或者没有动脉粥样硬化形成的那些人高得多。动脉粥样硬化通常是在青少年时期发生,至中老年时期加重、发病。青年人(男性 20～35 岁;女性 20～45 岁)除非具有严重的危险因素如家族性高胆固醇血症、重度吸烟或糖尿病,冠心病在这一人群中是少见的。尽管在临床上青年人患冠心病相对少见,但早期的冠状动脉粥样硬化病变可能进展较快。因此辨识出青年人的危险因素是长期预防的一个重要目标。

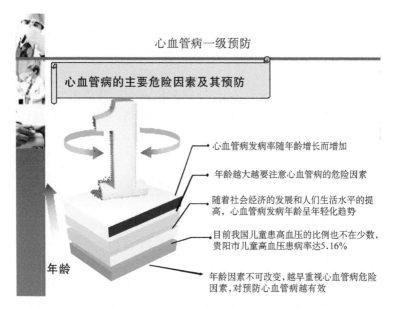

心血管病一级预防

心血管病的主要危险因素及其预防

心血管病发病率随年龄增长而增加

年龄越大越要注意心血管病的危险因素

随着社会经济的发展和人们生活水平的提高,心血管病发病年龄呈年轻化趋势

目前我国儿童患高血压的比例也不在少数,贵阳市儿童高血压患病率达5.16%

年龄因素不可改变,越早重视心血管病危险因素,对预防心血管病越有效

儿童和青少年动脉粥样硬化是一个慢性、进行性的发生、发展过程,动脉粥样硬化早期病变在儿童时期就已经存在。目前,年龄小于 30 岁的心肌梗死患者已不罕见。一系列解剖研究显示,血压、血脂水平和肥胖与儿童期的动脉粥样硬化程度直接相关。肥胖是儿童发生高血压、高血脂、糖尿病及代谢综合征等疾

病的重要病理基础。高脂肪、高热量食物，过多饮用含糖饮料，喜好零食，低纤维膳食，西方快餐文化的蔓延，都是造成儿童肥胖的主要原因之一。儿童肥胖另一个主要原因是运动过少，由于电视、电脑、游戏机的普及，儿童坐在屏幕前的时间大大延长，加上繁重的课业负担，静坐

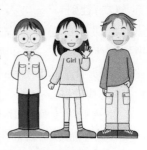

时间也大大增加，导致体力活动相对减少。所以，预防和控制儿童超重和肥胖的重要方法是均衡膳食，加强体育活动。

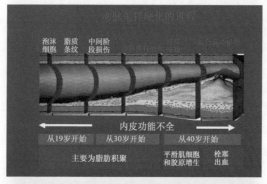

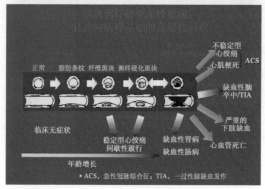

随着年龄的增长血管腔的变化及相应临床表现

— 3 —

(二)性别

1. **男性**　总体来说男性比女性有更高的冠心病患病风险。中年男性(35～65 岁)更加容易出现腹部肥胖和代谢综合征。因此,中年男性更应该加强冠心病的预防和早期诊断、早期规范治疗,防止其进展。

2. **女性**　女性与男性相比,冠心病的发生要晚 10～15 年,因此女性发生冠心病通常在 45～75 岁,特别是 65 岁之后。所有危险因素都能促进女性冠心病的发生,而大多数过早发生(<65 岁)冠心病的女性通常具有多重危险因素及代谢综合征。对女性来说,三酰甘油(甘油三酯)升高是一项强力的危险因素,这个结果反映了代谢综合征作为危险因素对女性的重要性。尽管普遍相信性别差异造成冠心病危险度的差异反映出雌激素对女性的保护作用,但仍留有不明之处。因此建议如下。

(1)保持健康的生活方式。

(2)对低危女性,有不典型症状或心电图轻度 ST-T 改变,要避免过度检查和治疗,注意识别有"心脏病"症状女性的抑郁或焦虑症状,若有指征转诊或进行治疗。

(3)>55 岁女性血压控制在 150/90 毫米汞柱以下,如预防心肌梗死和卒中的获益大于出血风险,建议服用阿司匹林 75～100 毫克/天。不建议<55 岁的健康女性常规服用阿司匹林。

(4)不推荐使用激素替代治疗或选择性的雌激素受体调节药用于心血管疾病的一级预防。

(5)不推荐抗氧化维生素(如维生素 E、维生素 C 和 β-胡萝卜素)用于心血管疾病一级预防。

(6)不推荐叶酸或与维生素 B_6、维生素 B_{12} 用于心血管疾病的一级预防。

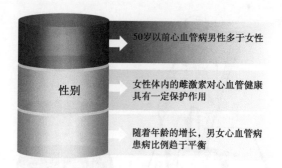

50岁以前心血管病男性多于女性

性别

女性体内的雌激素对心血管健康
具有一定保护作用

随着年龄的增长，男女心血管病
患病比例趋于平衡

性别因素对冠心病的影响

(三)种族

不同种族对心血管疾病易感性不同。有一些种族对特定危险因素有特殊的易感性。如非洲血统的黑种人易患高血压，高加索白种人易有胆固醇异常和其他血脂异常，美洲土著对胰岛素抵抗和糖尿病易感，南亚和东南亚人则易患代谢综合征、糖尿病和冠心病，日本人患冠心病的危险性较低，但高血压和卒中相对多见。与西方发达国家不同，在我国，脑血管病的发病率、患病率和病死率高于冠心病。不同的人群对心血管病危险因素的易感性不同，疾病表现形式也不尽相同。

心血管疾病已不再是城市或经济发达地区人口所特有的"富贵病"，近年来农村和非经济发达地区人口的心血管疾病发病率、患病率和死亡率显著升高。冠心病的患病率和死亡率存在明显的地区差异，不同国家间甚至一个国家内不同地区间存在着很大差别。亚洲人冠心病病死率，除个别国家外(如新加坡)，总体是黄种人低于白种人。在国内，冠心病的患病率和病死率具有明显的地区性差别，呈现北方高于南方的特征。冠心病患病率最高的地区为山东(108.7/10万)，最低为安徽(3.3/10万)，两者相差33倍。

高血压病民族患病率最低的为彝族、哈尼族、京族、黎族，最高的为朝鲜族、哈萨克族、蒙古族、藏族、畲族。

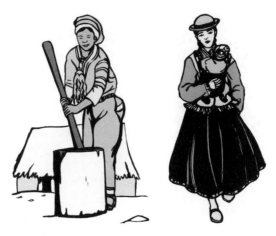

（四）家族史

家族史是心血管疾病的独立危险因素。具有早发冠心病（CHD）家族史（男性一级亲属发病时＜55 岁或女性一级亲属发病时＜65 岁）的个体发生 CHD 是无家族史的 1.5～1.7 倍,而且与患 CHD 的家庭成员亲缘关系越近,家庭中患 CHD 的成员比例越高,患 CHD 家庭成员患病时间越早,个体患 CHD 的危险性也越高。基于家族史的重要性,应该对冠心病和脑卒中等心脑血管疾病患者的亲属进行详细的危险因素筛查和危险评估,并提供生活方式建议和针对危险因素的治疗方案。

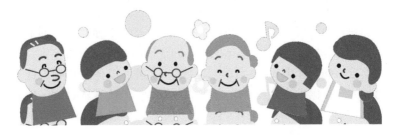

二、可改变因素及其防治原则

(一)吸烟

吸烟是心血管病的主要危险因素之一。研究证明吸烟与心血管病发病和死亡相关,并有明显的剂量-反应关系。被动吸烟也会增加患心血管病的危险。烟草燃烧时产生的烟雾中有致心血管病作用的两种主要化学物质,即尼古丁和一氧化碳。这些物质对心血管系统有以下几方面的危害性:首先影响血脂代谢,使有益的高密度脂蛋白胆固醇(HDL-C)降低,对能维护动脉壁正常功能的内皮细胞有损害作用(完整的内皮细胞具有维护血管内壁的光洁度、防止动脉粥样斑块形成、调节血管舒缩等功能),使心率增快,心排血量增加,还可促使血管收缩,血压升高,这些均增加心脏负担,使血小板聚集率增加,循环中纤维蛋白酶原增加而致血液黏滞度增加,上述因素均可促使或加速冠状动脉或脑动脉的粥样硬化形成。

另外,大量吸烟还可导致冠状动脉痉挛,促使或加重心肌缺血的发生,已患冠心病者如继续吸烟可使病情加速发展,甚至发生心肌梗死。

戒烟的益处已得到广泛证实,且任何年龄戒烟均能获益。临

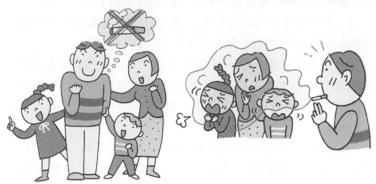

床研究证实,戒烟是冠心病最有力的干预方法之一,且在冠心病患者中开展戒烟最有成效。戒烟治疗所花费用远远低于药物治疗的费用,或者无需费用,因此戒烟是避免心血管病死亡最经济、有效的干预措施。WHO推荐的一类戒烟药物包括:尼古丁替代治疗、盐酸安非他酮和伐尼克兰。

(二)高血压

血压升高是脑卒中、心肌梗死、心力衰竭、肾功能不全等严重致死、致残性疾病的主要危险因素之一。高血压会损伤血管内皮,促使血管内形成粥样硬化斑块,并会刺激斑块破裂形成血栓,导致心肌梗死或脑卒中。当3次非同日诊室测量血压的平均水平收缩压≥140毫米汞柱和(或)舒张压≥90毫米汞柱时,即可诊断为高血压。高血压一经诊断应立即进行全面的诊断评估和危险分层,在此基础上根据血压水平、伴随疾病、靶器官损害及其他危险因素的情况,决定是否应立即进行降压治疗。

正确测量血压和选用何种血压计十分重要。过去血压测量的唯一依据是在诊室里用水银柱血压计测量的结果。近30年来由于电子血压计质量的改进、推广及动态血压测量技术的出现,家庭自测血压和动态血压成为一些特殊类型高血压(如白大衣高血压和隐蔽性高血压)诊断的必需工具。

高血压治疗的基本原则和有关问题概括如下。

1. 血压水平在160/100毫米汞柱以上的患者应立即开始服用降压药物,同时进行生活方式干预。

2. 血压水平在160/100毫米汞柱以下、140/90毫米汞柱以上者,如伴有心血管疾病、靶器官损害及危险因素而处于高心血管病危险状态的患者,也应及早开始降压治疗,同时进行生活方式干预。

3. 血压水平在160/100毫米汞柱以下、140/90毫米汞柱以上者,不伴有心血管疾病、靶器官损害及危险因素的患者,可以在密切监测下先进行强有力的非药物治疗(生活方式干预),主要包括限制钠盐摄入(氯化钠<6 克/日)、减轻体重、减少饮酒、平衡膳食和加强体育锻炼等。如非药物治疗效果不明显,应立即开始药物治疗。

4. 大量研究显示,药物降压治疗可有效预防心脑血管并发症,控制高血压的疾病进程。

5. 应尽可能选择每天服用 1 次,能控制 24 小时血压的长效药物。应尽可能实现降压达标,将血压控制到 140/90 毫米汞柱以下。糖尿病患者,或伴有心血管疾病或明显靶器官损害的患者,应尽可能将血压控制在 130/80 毫米汞柱以下。对于高心血管病风险的患者,不仅要致力于降压达标,还必须注意降压达标的过程,应在数周内(而非数天或数月内)将血压控制到治疗目标。老年人应当平稳降压,并注意监测,尽可能避免将血压降低到 120/70 毫米汞柱以下。

通常,降压药物需长期甚至终身服用。在药物治疗血压达标后不要突然减少用药量或停药,这会引起血压反跳及其他症状(降压停药综合征)。因此,降压治疗过程中换药、减药、减剂量和停药一定要在医生指导下进行。

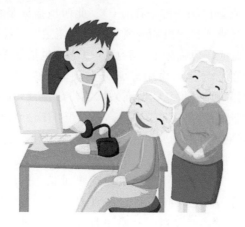

(三)血脂异常

血脂是人体中一种重要的物质,有许多非常重要的功能,但是不能超过一定的范围。如果血脂过多,容易造成"血稠",在血管壁上沉积,逐渐形成小斑块(就会导致我们常说的"动脉粥样硬化"),这些"斑块"增多、增大,逐渐堵塞血管,使血流变慢,严重时血流被中断,更可怕的是高血脂会引起一系列的心、脑、肾损害。高血脂是导致冠心病、脑血管病、高血压、糖尿病、脂肪肝、代谢综合征的"罪魁祸首"。此外,高血脂还可诱发胆结石、胰腺炎,加重肝炎,导致男性性功能障碍、老年痴呆等疾病。

调脂治疗最根本的目的是预防和延缓冠心病、脑卒中等疾病的发生。当通过合理调整饮食结构、改变不良生活习惯、加强体育锻炼后,仍不能使血脂降至理想水平时,就必须使用药物治疗,治疗高脂血症必须长期服药。

1. 血脂异常的诊断 血脂是血浆中脂类物质[主要包括总胆固醇(TC)、三酰甘油(TG)和类脂等]的总称。他们必须与特殊的蛋白质(载脂蛋白)结合形成脂蛋白才能被运送到组织进行代谢。与临床密切相关的血脂是 TC、TG、低密度脂蛋白胆固醇(LDL-C)和高密度脂蛋白胆固醇(HDL-C)。此四项指标是目前临床上推荐的基本检测项目。血脂异常通常指血浆中 TC 和 TG 升高,也称为高脂血症。但临床上高脂血症也泛指包括低 HDL-C 血症在内的各种血脂异常。血脂异常分类较为繁杂,归纳起来有四种:①高胆固醇血症(仅 TC 增高);②高 TG 血症(仅 TG 增高);③混合型高脂血症(TC、TG 均增高);④低 HDL-C 血症(HDL-C 降低)。早期发现血脂异常并采取干预措施十分重要。由于血脂异常一般没有症状,必须通过血液检验才能发现。故推荐 20 岁以上的成年人至少每 5 年测量 1 次空腹血脂。已患缺血性心血管病或心血管病高危人群应每 3~6 个月测定 1 次血脂。

2. 血脂异常治疗原则 饮食治疗和改变不良生活方式是治疗的基础措施(一线治疗),适用于任何血脂异常患者,必须长期坚持。

药物调脂治疗以降低 LDL-C 为首要目标。

结合血脂水平和其他危险因素,综合评估心血管病总体危险,以决定开始药物调脂治疗及拟定达到的目标值。

他汀类降脂药是目前降脂治疗的主流药物。应根据 TC 或 LDL-C 水平与目标值间的差距,按不同他汀类药物的特点(作用强度、安全性及药物相互作用)和患者的具体条件选择合适的他汀类药物。如估计一种他汀的标准剂量不足以达到治疗要求,可以选择他汀与其他降脂药联合治疗。需要联合治疗的常见情况如 LDL-C 不能达标、混合性高脂血症和合并严重高 TG 或低 HDL-C 血症等。其他降脂药有贝特类、烟酸、胆酸螯合剂、胆固醇吸收抑制药、普罗布考等。

药物治疗开始后 4～8 周复查血脂及转氨酶(谷草转氨酶、谷丙转氨酶)和肌酸激酶。如血脂能达到目标值,逐步改为每 6～12 个月复查 1 次,如开始治疗 3～6 个月复查血脂仍未达到目标值,则调整剂量或药物种类,或联合药物治疗,再经 4～8 周后复查。达到目标值后延长为每 6～12 个月复查 1 次。

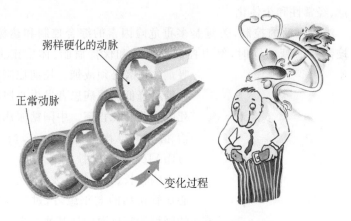

粥样硬化的动脉

正常动脉

变化过程

动脉粥样硬化的演变过程

（四）血糖异常

糖尿病是遗传因素和环境因素共同参与及相互作用所致的一种慢性、全身性、代谢性疾病，主要特征是由于胰岛素分泌不足和（或）胰岛素作用障碍引起慢性高血糖，并伴有脂肪、蛋白质、水、电解质，甚至酸碱代谢紊乱。糖尿病并发症是糖尿病患者残疾和死亡的主要原因，主要包括微血管并发症（糖尿病视网膜病、肾病、神经病变）和大血管并发症（心、脑和周围血管病变）。与糖耐量正常者相比，糖尿病患者心血管病发病和死亡是糖耐量正常者的 2～4 倍。糖尿病可分为 1 型、2 型、妊娠糖尿病及其他类型 4 种。在我国，95％以上为 2 型糖尿病。糖尿病的诊断依据是空腹和（或）餐后 2 小时血糖，部分患者需要进行口服葡萄糖耐量试验来确诊。糖尿病的治疗是个体化的综合（生活方式改善加药物）治疗，强调多种危险因素的控制和治疗的达标。饮食调整是糖尿病患者的第一基本治疗，原则是控制总热量，糖类的热量应占总热量的 55％～65％；蛋白质不多于总热量的 15％；限制饮酒；尽可能使体重控制在正常范围内；在总热量不变的情况下尽可能少食多餐，这样更容易使血糖稳定。运动是第二基本治疗，原则是适量、经常性和个体化。

对于血糖的控制，关键是多重危险因素的综合控制和达标，即控制好血糖的同时，努力控制好血压和保持血脂、体重正常。

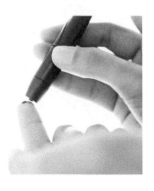

吸烟的患者必须戒烟。长期控制高血糖可降低糖尿病患者发生心肌梗死的风险和死亡率。中国糖尿病防治指南推荐糖化血红蛋白（HbA1c）水平应控制在≤6.5％。对于病程长、糖尿病并发症多、并有心血管疾病的老年患者，过于积极的降糖治疗反而增加其死亡率。因此对于所有糖尿病患者，都应设立个体化治疗的目标和进行糖尿病并发症的筛查,以便能安全有效地控制高血糖,防止和减缓糖尿病并发症的发生和发展。

(五)超重和肥胖

身体脂肪(体脂)是指身体中的脂肪组织。超重和肥胖是指体脂超比例增加。衡量超重和肥胖最简便和常用的生理测量指标是 BMI(体重指数),计算公式为:体重(千克)÷[身高(米)]^2 和腰围。前者通常反映全身肥胖程度,后者主要反映腹部脂肪蓄积(中心型肥胖)的程度。两个指标都可以较好地预测心血管病的危险。成年人正常 BMI 为 18.5～23.9 千克/米^2,BMI 在 24～27.9 千克/米^2 为超重,提示需要控制体重;BMI≥28 千克/米^2 为肥胖,应开始减重。成年人正常腰围<90/85 厘米(男/女),如腰围≥90/85 厘米(男/女),同样提示需控制体重,如腰围≥95/90 厘米(男/女),也应开始减重。减重可明显降低超重肥胖患者心血管病危险因素水平,使罹患心血管病的危险降低。控制能量的摄入和增加体力活动是降低体重的有效措施。在饮食方面,除要减少总热量的摄入外,还要遵循平衡膳食的原则,控制高能量食物的摄入,包括高脂肪食物、含糖饮料及酒类等,以及适当控制主食量。另外,减慢进食速度也有减少进食量的效果。在运动方面,规律的中等强度身体锻炼是控制体重的有效方法。此外,超重肥胖患者还应有意识地增加日常生活中的体力活动量。减重的速度因人而异,通常以每周减重 0.5～1.0 千克为宜。

(六)缺乏体力活动

缺乏体力活动也是心血管病的确定危险因素,约 1/3 缺血性心脏病患者的死亡与缺乏体力活动有关。适度的体力活动有明确的保护心血管的效应,主要反映在 3 个层面上:①直接保护作用,主要是维护血管内皮功能和抗氧化;②间接保护作用,主要是增加心脑血流量,改善微循环,降低升高的血压,降低血糖和胰岛素抵抗,减轻血脂异常(降低 LDL-C 和 TG 水平、增加 HDL-C 水平),减少体重和体内脂肪等;③经常参加体力活动可提高机体对突然缺血缺氧(一般由高强度运动引起)的耐受能力。

提倡有氧锻炼活动。有氧代谢运动是指大群肌肉参与,需克服的阻力较小,有节奏地重复性运动。有氧代谢的能量利用效率较高,产生的废代谢物质较少。典型的有氧运动有步行、慢跑、骑车、游泳、做健美操、跳舞和非竞赛性划船等。应选择适合自己兴趣的运动形式以便能长期坚持。典型的体力活动计划包括3个阶段:①5～10分钟的轻度热身活动;②20～30分钟的耐力活动或有氧运动;③放松阶段,约5分钟,逐渐减少用力,使心脑血管系统的反应和身体产热功能逐渐稳定下来。

增加体力活动量应循序渐进。体力活动应根据个人的身体状况而定,增加活动量一定要循序渐进。对于一些近期活动较少的人、心脑血管病患者或发病危险较高的人及年龄超过40岁者,初期耐力训练的强度和持续时间应适当减少。适应一周后再根据耐力情况适当增加运动量。

运动强度要适当。每次运动持续时间、强度和锻炼次数决定运动量的大小。研究证明,低至中等量的运动保护心血管的作用最强。过强的运动对心血管无保护作用,甚至有害。常用的运动

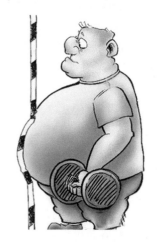

强度有两种:①低运动量,每周4～5次,每次耐力训练持续20～30分钟;②中等运动量,每周3次以上,每次耐力训练持续40～60分钟。判断运动量是否合适一般是通过主观感觉和心率恢复正常所需的时间来判断。在锻炼时轻微的呼吸急促应在休息后约4分钟内明显减轻,心率恢复到正常或接近正常,否则应考虑运动量过大。运动强度可以主观判定,但精确性较差。较主观判断更为可靠简便的方法是通过检测脉率来判定。在起始阶

段,达到各年龄段每分钟最大脉搏率(170-年龄)的 60%就达到了训练目的。心血管病患者或高危者锻炼时的目标脉率应适当降低。

注意运动时出现的不良反应:体力活动不当可能会出现一些不良反应,如心慌、胸痛、头晕、持续咳嗽或晕厥等,应引起注意。对于一些心血管病高危者,年龄大于 40 岁且很少活动的人,应在参加较大运动量锻炼之前做心电图运动试验,以防出现意外。若活动时出现以下症状,应立即停止运动,必要时及时就医:①心搏比平时明显加快,有心律失常、心悸、心率先快而后突然变慢;②运动中或运动后即刻出现胸痛、咽喉部疼痛或其他疑似心绞痛症状;③眩晕或头痛、意识混乱、出冷汗或晕厥;④严重气短、一过性失明或失语;⑤一侧肢体突然明显无力、身体的某一部位突然疼痛或麻木等。

(七)精神紧张

心理压力引起心理应激,即人体对环境中心理和生理因素的刺激做出的反应,如血压升高、心率加快、激素分泌增加等。少量的可控制的心理应激对人体无害,是人类适应环境和生存所必需的生理功能。但过量的心理反应,尤其是负性的心理反应会增加心血管病患病危险(是心血管病的危险因素)。引起心理压力增加的原因主要有抑郁症、焦虑症、A 型性格(一种以敌意、好胜和妒忌心理及时间紧迫感为特征的性格)、社会孤立和缺乏社会支持。

心理应激增加心血管病危险的主要机制包括:①引起神经内分泌功能失调;②诱发血压升高和心律失常;③引起血小板反应性升高等,这些都是促进动脉粥样硬化和血栓形成的因素。另外,长期负性情绪或过度的情绪波动会诱发冠状动脉收缩,粥样斑块破裂,从而引发心脑血管急性事件。对已有心血管病的患者,心理应激会使病情恶化和容易再次引发心脑血管急性事件(复发)。预防和缓解心理压力是心血管病防治的重要方面。主要方法有：①避免负性情绪；②正确对待自己和别人，正视现实生活；③有困难主动寻求帮助；④处理好家庭和同事间的关系；⑤寻找适合自己的心理调适方法；⑥增强承受心理压力的抵抗力，培养应对心理压力的能力；⑦心理咨询是减轻精神压力的科学方法；⑧避免和干预心理危机（一种严重的病态心理），一旦发生必须及时求医。临床医生应掌握一般的心理干预指导方法，如病情复杂应及时转专业机构诊治。

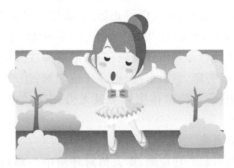

　　尽管心血管疾病的病因复杂，但医学专家指出，近年来心血管疾病发病率的不断上升，不良生活方式是其主要致病因素。因此，养成良好的生活方式，纠正不良的生活习惯是一种简单易行且十分有效的降低心血管疾病危险的方法。

第2章

心血管病患者饮食健康指导

一、饮食与健康

1. **饮食的含义** 均衡营养、合理休息和适当锻炼是保持健康的重要方法。通过饮食摄入的各种营养素是生命之源,其在保持健康的身体组织和功能方面起到了重要作用。

但是,营养过剩导致的肥胖,或膳食结构不均衡、暴饮暴食等,则可能会引起高血压病、高脂血症、糖尿病、痛风等疾病。

在心血管疾病方面,对由动脉粥样硬化引起的心绞痛、心肌梗死、脑梗死等的研究已经表明,这些疾病的发生发展是多种"危险因素"重叠交互作用引起的。减少这些危险因素,就能减少发生疾病的可能。

饮食上保证适当的热量供应,并结合平衡的饮食结构是健康的基础。在此基础上,根据身体的状态对饮食加以调整,对于疾病发展的控制和间接改善病症都有重要意义。在医院药物治疗的同时进行适当的运动和饮食治疗,也会使治疗效果得到进一步提升。

2. **饮食对健康的影响**

(1)预防疾病:调整饮食可以预防某些疾病的发生。

(2)将疾病阻击在前期:"疾病前期"是一个很好的概念,比如您被诊断为"高血压前期",这就如同将您列为"犯罪嫌疑人",这一诊断虽不能被视为已经确诊为疾病,但是也应时时提醒您已经处在疾病的入口处了。

不过在此阶段,您仍然可以期望通过饮食改善病情,从而避免发生某些慢性疾病,如心脏疾病和高血压。

(3)减缓病情发展:如果您已经被诊断出患有某种疾病,如肥胖、高血压等,可以想办法减缓其加重或发展。而合理饮食加上运动疗法和药物治疗将会有较好的疗效。在聆听完医师对您的病情和治疗方案的描述后,您应该在专业的营养师指导下提高自身饮食质量,改善饮食结构(如改善烹饪方法)等。

二、合理安排日常饮食

提起饮食,你应该熟悉饮食对健康的影响。此外,饮食对疾病的长期管理也很重要。合理膳食能够让我们既享受美食又兼顾健康。

1. 加深对营养和饮食的理解　虽然说要改善饮食习惯,但请不要认为这是对饮食的无聊约束。饮食应该与自身体质及身体状态相匹配。您可以通过正确地运用相应的知识来选择适当的食材,并通过恰到好处的烹饪和调味来丰富您的餐桌。

2. 饮食也可以出来吃　患心血管疾病依然可以参加朋友聚餐,只要您掌握适合自己的饮食原则,注意食物种类和数量的搭配,选择低热量食物,完全能够做到既保持了健康又能获得朋友聚餐带来的精神上的放松和愉悦。

3. 与家人一起吃饭的菜单　家中有需要减肥的人,您可能

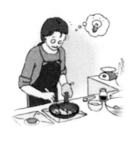

会想为他制订与其他家庭成员不同的食谱,如变换调味品等。其实我们可以同时烹饪两份,然后再分别调味,糖、芝麻和沙拉酱等也可以少量使用。烹饪的肉类和鱼类也可以采用在同一个平底锅里分开烹制。同样,我们还可以用加工食品和冷冻食品设计一个配菜,以

减少烹调的麻烦。对于含有较多热量和盐的加工食品,可以搭配一些蔬菜再吃,这样就可以减少单次摄入量,如将一份加工食品分成两份再加入蔬菜等。

作为处于对饮食有特殊要求年龄段的人群,如婴儿或儿童,应满足其基本的生理需求。

4. 吸烟、饮酒与饮食 由吸烟造成的危害可能损害饮食调整带来的良好效果。为了能维持饮食对您健康的作用效果,应予以戒烟。至于饮酒,应保持适量,最好听从医生的指导。

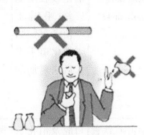

三、医院基本饮食

类别	适用范围	饮食原则	用法	可选食物
普通饮食（general diet）	消化功能正常;无饮食限制;体温正常;病情较轻或恢复期的患者	营养平衡;美观可口;易消化,无刺激的一般食物;与健康人饮食相似	每日总热量应达 9.20～10.88 兆焦（2200～2600 千卡）,蛋白质 70～90 克,脂肪 60～70 克,糖类 450 克左右,水分 2500 毫升左右;每日 3 餐,各餐按比例分配	一般食物都可采用

续表

类别	适用范围	饮食原则	用法	可选食物
软质饮食 (soft diet)	消化吸收功能差;咀嚼不便者;低热;消化道手术后恢复期的患者	营养平衡;易消化、易咀嚼;食物碎、烂、软;少油炸、少油腻、少粗纤维及强烈刺激性调料	每日总热量为9.20~10.04兆焦(2200~2400千卡),蛋白质60~80克;每日3~4餐	软饭、面条、切碎煮熟的菜、肉等
半流质饮食 (semi-liquid diet)	口腔及消化道疾病;中等发热;体弱;手术后患者	食物呈半流质;无刺激性;易咀嚼、吞咽和消化;纤维少,营养丰富;少食多餐;胃肠功能紊乱者禁用含纤维素或易引起胀气的食物;痢疾患者禁用牛奶、豆浆及过甜食物	每日总热量为6.28~8.37兆焦(1500~2000千卡),蛋白质50~70克;每日5~6餐	泥、沫、粥、面条、羹等
流质饮食 (liquid diet)	口腔疾病、各种大手术后;急性消化道疾病;高热;病情危重、全身衰竭患者	食物呈液状,易吞咽、易消化,无刺激性;所含热量与营养素不足,只能短期使用;通常辅以肠外营养以补充热量和营养	每日总热量为3.5~5.0兆焦(836~1195千卡),蛋白质40~50克;每日6~7餐,每2~3小时一次,每次200~300毫升	乳类、豆浆、米汤、稀藕粉、菜汁、果汁等

四、医院治疗饮食

饮食种类	适用范围	饮食原则及用法
高热量饮食（high calorie diet）	用于热能消耗较高的患者，如甲状腺功能亢进症、结核、大面积烧伤、肝炎、胆道疾病、体重不足患者及产妇等	基本饮食基础上加餐 2 次，可进食牛奶、豆浆、鸡蛋、藕粉、蛋糕、巧克力及甜食等。每日总热量约为 12.55 兆焦（3000 千卡）
高蛋白饮食（high protein diet）	用于高代谢性疾病，如烧伤、结核、恶性肿瘤、贫血、甲状腺功能亢进症、大手术后等患者；肾病综合征患者；低蛋白血症患者；孕妇、乳母等	基本饮食基础上增加富含蛋白质的食物，尤其是优质蛋白。每日供给量为 1.5～2.0 克/千克，总量不超过 120 克。总热量为 10.46～12.55 兆焦（2500～3000 千卡）
低蛋白饮食（low protein diet）	用于限制蛋白摄入患者，如急性肾炎、尿毒症、肝性脑病等患者	应多补充蔬菜和含糖高的食物，以维持正常热量。成年人每日饮食中蛋白质含量不超过 40 克，视病情可减至 20～30 克。肾功能不全者应摄入动物性蛋白，忌用豆制品；肝性脑病者应以植物性蛋白为主
低脂肪饮食（low fat diet）	用于肝胆胰疾病、高脂血症、动脉硬化、冠心病、肥胖症及腹泻等患者	饮食清淡、少油，禁用肥肉、蛋黄、动物脑等；高脂血症及动脉硬化患者不必限制植物油（椰子油除外）；每日脂肪含量少于 50 克，肝胆胰病患者少于 40 克，尤其应限制动物脂肪的摄入

续表

饮食种类	适用范围	饮食原则及用法
低胆固醇饮食（low cholesterol diet）	用于高胆固醇血症、高脂血症、动脉硬化、高血压、冠心病等患者	胆固醇摄入量少于每日 300 毫克,禁用或少用含胆固醇高的食物,如动物内脏、脑、鱼子、蛋黄、肥肉、动物油等
低盐饮食（low salt diet）	用于心脏病、急慢性肾炎、肝硬化腹水、重度高血压但水肿较轻患者	每日食盐量<2 克,不包括食物内自然存在的氯化钠。禁用腌制食品,如咸菜、皮蛋、火腿、香肠、咸肉、虾米等
无盐低钠饮食（non salt low sodium diet）	同低盐饮食,但一般用于水肿较重患者	无盐饮食除食物内自然含钠量外,不放食盐烹调,饮食中含钠量<每日 0.7 克;低钠饮食需控制摄入食品中自然存在的含钠量,一般应<每日 0.5 克;两者均禁食腌制食品、含钠食物和药物,如油条、挂面、汽水、碳酸氢钠药物等
高纤维素饮食（high cellulose diet）	用于便秘、肥胖症、高脂血症、糖尿病等患者	饮食中应多含食物纤维,如韭菜、芹菜、卷心菜、粗粮、豆类、竹笋等
少渣饮食（low residue diet）	用于伤寒、痢疾、腹泻、肠炎、食管胃底静脉曲张、咽喉部及消化道手术的患者	饮食中应少含食物纤维,不用强刺激调味品及坚硬、带碎骨的食物;肠道疾病少用油脂

五、医院试验饮食

饮食种类	适用范围	饮食原则及用法
隐血试验饮食	用于粪便隐血试验的准备，以协助诊断有无消化道出血	试验前 3 天起禁止食用易造成隐血试验假阳性结果的食物，如肉类、肝类、动物血、含铁丰富的药物或食物、绿色蔬菜等。可进食牛奶、豆制品、土豆、白菜、米饭、面条、馒头等。第 4 天开始留取粪便做隐血试验
胆囊造影饮食	用于需行造影检查有胆囊、胆管、肝胆管疾病患者	检查前 3 日最好禁食牛奶、豆制品、糖类等易于发酵产气的食物，检查前 1 日中午进食高脂肪餐，以刺激胆囊收缩和排空；晚餐进食无脂肪、低蛋白、高糖类的清淡饮食；晚餐后服造影剂，服药后禁食、禁水、禁烟至次日上午。检查当日早晨禁食；第一次摄 X 线片后，如胆囊显影良好，进食高脂肪餐(如油煎荷包蛋 2 只或高脂肪的方便餐，脂肪含量 25～50 克)；半小时后第二次摄 X 线片观察
肌酐试验饮食	用于协助检查、测定肾小球的滤过功能	试验期为 3 天，试验期间禁食肉类、禽类、鱼类、忌饮茶和咖啡，全日主食在 300 克以内，限制蛋白质的摄入(蛋白质每日供给量＜40 克)，以排除外源性肌酐的影响；蔬菜、水果、植物油不限，热量不足可添加藕粉或含糖的点心等。第 3 天测尿肌酐清除率及血肌酐含量
尿浓缩功能试验饮食	用于检查肾小管的浓缩功能	试验期 1 天，控制全天饮食中的水分，总量在 500～600 毫升。可进食含水分少的食物，如米饭、馒头、面包、炒鸡蛋、土豆、豆腐干等，烹调时尽量不加水或少加水；避免食用过甜、过咸或含水量高的食物。蛋白质每日供给量为 1 克/千克

续表

饮食种类	适用范围	饮食原则及用法
甲状腺¹³¹I试验饮食	用于协助测定甲状腺功能	试验期为2周,试验期间禁用含碘食物,如海带、海蜇、紫菜、海参、虾、鱼、加碘食盐等;禁用碘酒做局部消毒。2周后做¹³¹I功能测定

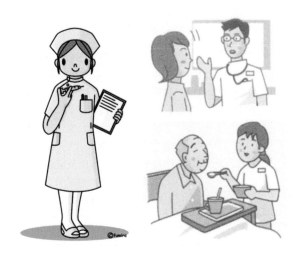

六、钾与饮食健康

钾是对身体健康非常重要的矿物质。钾不像其他矿物质一样能够在体内储存,因此身体需要每日摄入。钾对人体细胞结构十分重要。正常成年人每日需钾2.5克,天然食物中钾的含量较为丰富,普通膳食每日可供2~4克,完全能满足生理需要。

1. 含钾丰富的食物　日常膳食中的肉类、豆类、菜类等食物中含钾较丰富,米面次之,蛋类较少。其中又以虾皮、黄豆、黑豆、绿豆、百合、慈姑、黄花菜、红苋菜、番茄酱(罐头)、紫菜、榨菜、雪

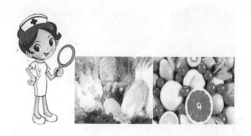

里蕺(腌)、干蘑菇、干冬菇、鲜枣、干枣、葡萄、干花生仁、茶叶、麦乳精、食醋等食物含量高,慢性肾衰竭患者应谨慎食用。

(1)水果:如香蕉、苹果、葡萄、西瓜、杏子、橘子。

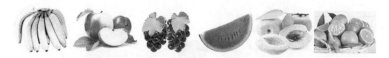

(2)蔬菜:如菠菜、苋菜、香菜、油菜、甘蓝、茄子、番茄、黄瓜、芹菜、大葱、青蒜、莴苣、土豆、山药、毛豆、芋头、扁豆、蘑菇、香椿、鲜豌豆、红薯等。

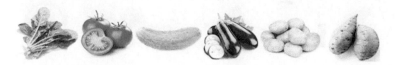

(3)水产类:如紫菜、海带、鲳鱼、泥鳅。

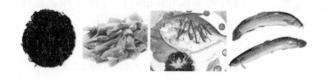

(4)谷物类:如荞麦、玉米、大豆。

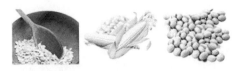

（5）坚果类：如榛子、葵花子、腰果、南瓜子。

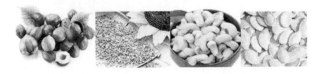

2. 含钾低的食物　如西葫芦、冬瓜、丝瓜、绿豆芽、木瓜、粉皮、面条、藕粉、柿子椒、豆腐、草莓、梨等。

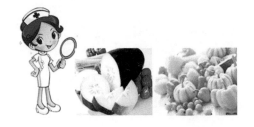

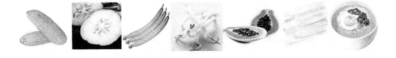

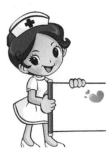

3. 人体正常的钾水平　血钾水平3.5～5.0mmol/L为正常；低于3.5mmol/L为低血钾；大于5.0mmol/L为高血钾。血钾过高或过低都会对人体产生危害。

4. 钾失调对人体的危害

（1）钾缺乏：人体内钾总量减少可引起钾缺乏症，可在神经、肌肉、消化、心血管、泌尿、中枢神经等系统发生功能性或病理性改变。

主要表现为肌肉无力或瘫痪、心律失常、横纹肌溶解症及肾功能障碍等。

（2）钾过量：如果血液中钾含量过高，也会患高钾血症，表现为四肢乏力、手足感觉异常、弛缓性瘫痪等症状。心脏也受其害，心音减弱，心率减慢和心律失常，严重时甚至可出现心脏骤停危及生命，不可等闲视之。

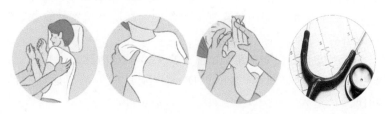

七、胆固醇与饮食健康

胆固醇是人体不可缺少的营养物质。它不仅作为身体的组成成分，还是合成许多重要物质的原料，过分忌食含胆固醇的食物，易造成贫血，降低人体的抵抗力，但是长期大量摄入胆固醇不利于身体健康，会使血清胆固醇升高，增加患心血管疾病的危险，并诱发脂肪肝。

1. 含胆固醇高的食物　胆固醇含量多的食物有蛋黄、动物脑、动物肝肾、墨斗鱼（乌贼）、蟹黄、蟹膏等。

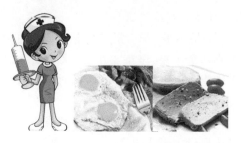

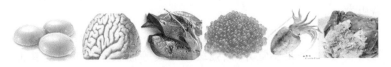

2. 含胆固醇低的食物 一般认为,胆固醇的摄入量以每天小于 300 毫克为宜(相当于 1 个鸡蛋黄中的胆固醇含量)。

不含胆固醇和胆固醇含量少的食物包括所有植物性食物、禽蛋的蛋清、禽肉、乳品、鱼等。

低密度脂蛋白胆固醇(简称 LDL-C),能对动脉造成损害;而高密度脂蛋白胆固醇(简称 HDL-C),则具有清洁疏通动脉的功能。

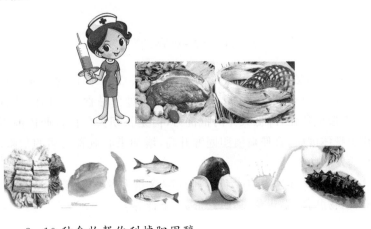

3. 10 种食物帮你刮掉胆固醇

(1)苹果:因富含果胶、纤维素和维生素 C,有非常好的降脂作用。如果每天吃两个苹果,坚持 1 个月,大多数人血液中对心血管有害的低密度脂蛋白胆固醇会降低,而对心血管有益的高密度脂蛋白胆固醇水平会升高。

(2)胡萝卜:富含果胶酸钙,它与胆汁酸发生化学反应后从大便中排出。身体要产生胆汁酸势必会动用血液中的胆固醇,从而促使血液中胆固醇的水平降低。

(3)玉米:含有丰富的钙、磷、硒和卵磷脂、维生素 E 等,具有降低血清胆固醇的作用。

(4)牡蛎:富含锌及牛磺酸等,尤其是牛磺酸可促进胆固醇分解,有助于降低血脂水平。

(5)杏仁:胆固醇水平正常或稍高的人,可以用杏仁取代其膳食中的低营养高胆固醇食品,达到降低血液胆固醇并保持心脏健康的目的。

(6)海带:含丰富的牛磺酸,可降低血压及胆汁中的胆固醇;含食物纤维褐藻酸,也可以抑制胆固醇的吸收,促进排泄。

(7)大蒜:能减少肝脏合成胆固醇。每天只需吃 3 瓣大蒜,便可有效降低有害的胆固醇,使有益胆固醇升高,使心脏病的发病率减少 50%。

(8)牛奶:含较多的钙质,能抑制体内胆固醇合成酶的活性,也可减少人体对胆固醇的吸收。

(9)蜜橘:含有丰富的维生素C,多吃可以提高肝脏解毒能力,加速胆固醇转化,降低血清胆固醇和血脂的含量。

(10)茶:含有咖啡因与茶多酚,有提神、强心、利尿、消腻和降脂的功能。经常饮茶,可以防止人体内胆固醇的升高。

八、低脂饮食

　　禁用油炸食品,如薯条、汉堡、鸡翅等,肥肉、猪油及奶油、全脂奶等及含脂肪多的点心。食物烹调可选用蒸、煮、炖、烩、烤等,可选用谷类及其制品;畜类、禽类的瘦肉部分;鱼、虾类;鲜豆类、干豆类及其制品(豆浆、豆腐、豆腐脑、豆腐干等);蔬菜类鲜果等。

　　俗语说,四条腿的(如猪肉、牛肉)不如两条腿的(如鸡肉),两条腿的不如没有腿的(如鱼、海鲜类)。海鲜类属于低脂肪、高蛋白的食物,可尽量多吃,禽肉类吃的时候尽量去皮。

　　1. 肉类　　如牛肉、牛肝、羊肉、鸡肉。

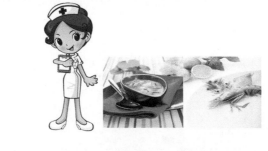

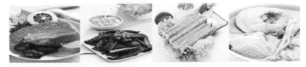

　　2. 鱼类及其他海产品　　如海参、蟹肉、鲤鱼、虾、鲟鱼、比目鱼、蛤肉、牡蛎等。

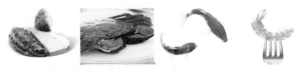

　　3. 蔬菜　　如莴苣、豆腐、南瓜、绿辣椒、胡萝卜、卷心菜、芦笋、

鲜扁豆、茄子、豌豆、土豆、菠菜、番茄、芹菜、花椰菜、黄瓜、白萝卜、山药、油菜、冬瓜、山药。

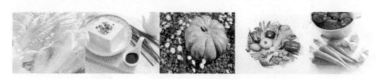

4. 水果　所有的水果及果汁(新鲜的、罐装的或冰冻的均可)。

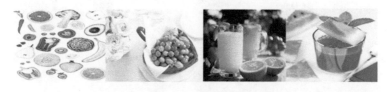

5. 乳制品、面包和谷物　如低脂奶、脱脂奶或酸奶、面包、大米、玉米粉、通心粉、咸苏打饼干。

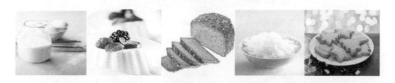

6. 调味品类　如蜂蜜、果酱、番茄酱、生姜、芥末、咖啡、茶。

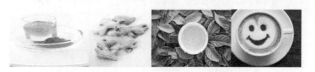

7. 降脂食物　如玉米、燕麦、洋葱、大蒜、茄子、芹菜、木耳、海带、香菇、鱼等。

合理的烹调方法及进食习惯可减少脂类的摄入。

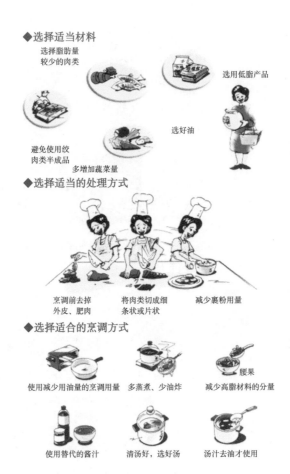

◆选择适当材料

选择脂肪量
较少的肉类

选用低脂产品

选好油

避免使用绞
肉类半成品

多增加蔬菜量

◆选择适当的处理方式

烹调前去掉　　将肉类切成细　　减少裹粉用量
外皮、肥肉　　　条状或片状

◆选择适合的烹调方式

腰果

使用减少用油量的烹调用量　　多蒸煮、少油炸　　减少高脂材料的分量

使用替代的酱汁　　清汤好，选好汤　　汤汁去油才使用

降低脂肪摄入的烹调制备原则与技巧

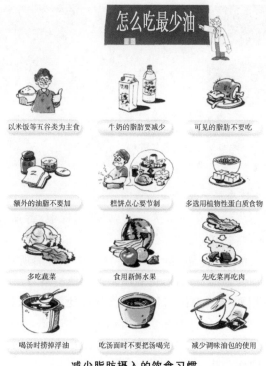

以米饭等五谷类为主食	牛奶的脂肪要减少	可见的脂肪不要吃
额外的油脂不要加	糕饼点心要节制	多选用植物性蛋白质食物
多吃蔬菜	食用新鲜水果	先吃菜再吃肉
喝汤时捞掉浮油	吃汤面时不要把汤喝完	减少调味油包的使用

减少脂肪摄入的饮食习惯

九、低盐饮食

少吃腌制食品,远离加工食品,限制使用调味品,吃盐要吃低钠盐。

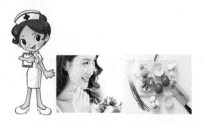

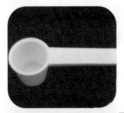 2克盐勺

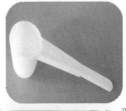 6克盐勺

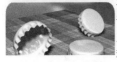 平装满一盖,相当于5~6克食盐,每人每天最多摄入一瓶盖

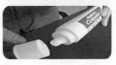 平装满一盖,相当于4.5克食盐

盐量的估算

1. 低盐饮食的烹制方法

(1)利用蔬菜本身的自然风味:如利用青椒、番茄、洋葱等和味道清淡的食物一起烹煮。

(2)利用油香味:葱、姜、蒜等经食用油爆香后所产生的油香味,可以增加食物的可口性,可烹制葱油鸡鱼类菜肴。

(3)利用酸味减少盐用量:在烹调时,使用白醋、柠檬、苹果、柚子、橘子、番茄等各种酸味食物增加菜肴的味道,如在煎烤食物上加点柠檬汁。醋可减低对盐的需要,如在吃水饺时,只蘸醋而不加酱油,同样美味。

(4)利用糖醋调味:使用糖醋调味,可增添食物甜酸的风味,相对减少对咸味的需求。

(5)采用保持食物原味的烹调方法:如蒸、炖等烹调方法,有助于保持食物的原味。

(6)改变用盐习惯:将盐末直接撒在菜肴表面,有助于刺激舌头上的味蕾,唤起食欲。

(7)可用中药材与辛香料调味:使用当归、枸杞子、川芎、大枣、黑枣、肉桂、五香、八角、花椒等辛香料,添加风味,减少用盐量。

(8)避免盐渍小吃:如椒盐花生米、咸鱼等含盐量高的食物,尽可能不吃或少吃。

(9)其他应该限制摄入的食品:包括火腿、香肠、牛肉干、猪肉干、

肉松、鱼松、鱼干、咸蛋、茶叶蛋、肉酱、各种鱼罐头、速食面、豆腐乳、豆豉、豆瓣酱、味精、鸡精等。

（10）多吃新鲜蔬果补钾：钾有利尿作用，能够帮助钠排泄，维持钠和钾的平衡。含钾多的食物包括海带、紫菜、木耳、山药、香蕉、马铃薯、鱼类、番茄、蘑菇干等。

2. **无盐低钠饮食**　禁止一切腌制食物，如咸菜、腊肉、香肠、火腿、皮蛋；禁用酱油和含盐食物。

		单位：100克	含盐量：1.3克
	咸面包	单位：100克	含盐量：1.3克
	大饼	单位：100克	含盐量：1.5克
	熟肉及肉制品	单位：100克	含盐量：2.5克
	咸鸭蛋	单位：个	含盐量：3.5克
	方便面	单位：包	含盐量：5克
	酱油 我国居民每人每天平均摄入酱油10毫升	单位：10毫升	含盐量：1.5克
	豆瓣酱	单位：10克	含盐量：1.5克
	腌咸菜（酱萝卜或腌芥菜头）	单位：10克	含盐量：1.7克
	味精	单位：10克	含盐量：2克

部分食品或佐料中的盐含量

十、低蛋白饮食与高蛋白饮食

1. 低蛋白饮食 对于肾功能不全的人来说,需有足够的热量才可促进蛋白质的有效利用。可多食用热量高而蛋白质极低的食物来补充。

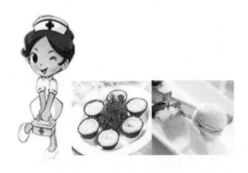

(1)油脂:沙拉油、花生油、玉米油、葵花子油、麻油等。

(2)低蛋白淀粉:澄粉、玉米淀粉、藕粉、冬粉、粉皮、西谷米、粉圆、低蛋白米粉等,制作各种可口的点心。

(3)血糖正常者可食用糖类(白糖、冰糖、蜂蜜、姜糖、水果糖等)添加在食物、饮料或点心中增加热量。

(4)宜用食物:蔬菜类、水果类、食糖、植物油及麦淀粉、藕粉、马铃薯、芋头等低蛋白质的淀粉类食物。谷类食物含蛋白质6%～11%,但不是优质蛋白质,根据蛋白质的限量标准应适当限量食用。

(5)限用食物:含蛋白质丰富的食物,如豆类、干果类、蛋、乳、肉类等。但为了适当供给优质蛋白质,肾病可在蛋白质限量范围内,适当选用蛋、乳、瘦肉、鱼类,而肝病应选豆类及其制品。

2. 高蛋白饮食 富含蛋白质的食物可分为豆类、山货类、动物内脏、肉类、家禽类、水产类、蛋类等。

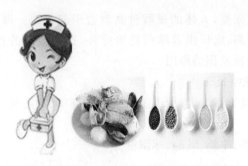

（1）豆类及豆制品：腐竹，每 100 克中含蛋白质 50.5 克；黄豆，每 100 克中含蛋白质 36.3 克。

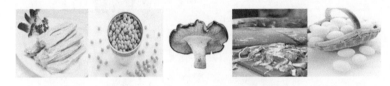

（2）山货类：干口蘑，每 100 克中含蛋白质 35.6 克；冬菇，每 100 克中含蛋白质 13.9 克。

（3）动物内脏类：猪肝，每 100 克含蛋白质 21.3 克；猪血、羊血、牛肝、羊肝、牛蹄筋、猪皮等也含有大量的蛋白质。

（4）肉类：瘦牛肉，每 100 克中含蛋白质 20.1 克；酱牛肉，每 100 克中含蛋白质 32 克，红烧牛肉，每 100 克中含蛋白质 25 克。

（5）家禽类：鸡，每 100 克中含蛋白质 21.5 克。

（6）水产类：青鱼，每 100 克中含蛋白质 19.5 克；带鱼，每 100 克中含蛋白质 18.1 克；黄花鱼，每 100 克中含蛋白质 17.6 克。

（7）蛋类：鸡蛋，每 100 克中含蛋白质 14.7 克；鸭蛋，每 100 克中含蛋白质 8.7 克。

此外，还有乳类等，也富含人体必需的优质蛋白质。

十一、低嘌呤、中嘌呤、高嘌呤饮食

嘌呤是体内存在的一种有机化合物，无色结晶，在人体内嘌吟氧化变成尿酸,人体的尿酸过高就会引起痛风。海鲜、肉类嘌呤含量比较高,痛风患者除药物治疗外,选择恰当的饮食也可以起到预防痛风发作的作用。

1. 低嘌呤饮食

(1)主食类:米、麦、面类制品、淀粉、高粱、通心粉、马铃薯、甘薯、山芋等。

(2)奶类:牛奶、乳酪、冰淇淋等。

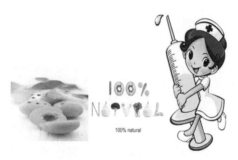

100% natural

(3)荤食:蛋类及猪血、鸡鸭血等。

(4)蔬菜类:大部分蔬菜均属低嘌呤食物。

(5)水果类:水果基本上都属于低嘌呤食物,可放心食用。

(6)饮料:苏打水、矿泉水等。

(7)其他:酱类、蜂蜜。油脂类(瓜子、植物油、黄油、奶油、杏仁、核桃、榛子)、薏苡仁、干果、糖、蜂蜜、海蜇、海藻、动物胶或琼脂制的点心及调味品。

2. 中嘌呤饮食

(1)豆类及其制品:豆制品(豆腐、豆腐干、乳豆腐、豆奶、豆浆),干豆类(绿豆、红豆、黑豆、蚕豆),豆苗,黄豆芽。

(2)肉类:家禽家畜肉。

(3)水产类:草鱼、鲤鱼、鳕鱼、比目鱼、鲈鱼、螃蟹、鳗鱼、鳝鱼、香螺、鲍鱼、鱼丸、鱼翅。

(4)蔬菜类:菠菜,笋(冬笋、芦笋、笋干),豆类(四季豆、青豆、

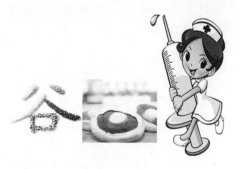

豌豆),海带,金针菇,银耳,蘑菇,菜花。

(5)油脂类及其他:花生、腰果、芝麻、栗子、莲子、杏仁。

3. 高嘌呤饮食

(1)豆类及蔬菜类:黄豆、扁豆、紫菜、香菇。

(2)肉类:家禽家畜的肝、肠、心与胃、肾、肺、脑等内脏,肉脯、浓肉汁,肉馅等。

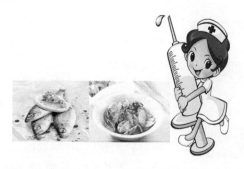

(3)水产类:鱼类(鱼皮、鱼卵、鱼干及沙丁鱼、凤尾鱼等海鱼),贝壳类,虾类,海参。

(4)其他:酵母粉、各种酒类,尤其是啤酒。

4. 注意　一般碱性食物所含嘌呤比较低,如芥菜、花菜、海带、白菜、萝卜、番茄、黄瓜、茄子、洋葱、土豆、竹笋、桃、杏、梨、香蕉、苹果等,应多吃。而高嘌呤食物会促成高量的尿酸。因此,应尽量避免。

低嘌呤食物可放心食用,中等嘌呤食物宜限量食用,高嘌呤食物应禁用。

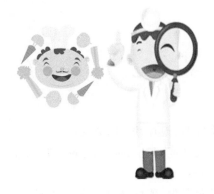

十二、心脏病患者饮食指导总原则

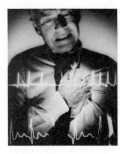

1. 心绞痛　低热量、低脂、低胆固醇、低盐、高纤维素饮食,保持排便通畅,戒烟酒,肥胖者控制体重。

2. 高血压　限制钠盐摄入,一般每天摄入食盐量以不超过 6 克为宜;减少膳食脂肪,补充蛋白质,多吃蔬菜水果,摄入足量钾、镁、钙;限制饮酒;减轻体重。

3. 心肌梗死　低脂、低胆固醇、肥胖者限制热量、控制体重,戒烟酒,避免饱餐,防止便秘。

4. 心力衰竭　低盐、清淡、易消化、富营养,每餐不宜过饱,多食蔬菜水果,防止便秘。

5. 病毒性心肌炎　高蛋白、高维生素、易消化饮食,尤其是补充富含维生素 C 的食物如新鲜蔬菜、水果,戒烟酒。

6. **心瓣膜病** 高热量、高蛋白、高维生素、易消化饮食。

7. **心脏电复律** 清醒后 2 小时避免进食,以防恶心、呕吐。2 小时后可进食清淡易消化饮食。

8. **心律失常** 戒烟酒,避免摄入刺激性食物,如咖啡、浓茶等,避免饱餐,多食纤维素丰富的食物,保持大便通畅,心动过缓患者避免排便时屏气,以免兴奋迷走神经而加重心动过缓。

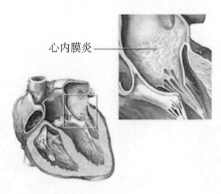

心内膜炎

9. **感染性心内膜炎** 高热量、高蛋白、高维生素、易消化的半流质或软食以补充发热引起的机体消耗。

10. **心包炎** 高热量、高蛋白、高维生素、易消化饮食,限制钠盐的摄入。

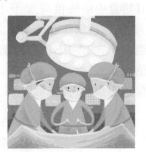

11. **心源性水肿** 低盐易消化,少量多餐,每天食盐摄入 5 克以下,控制入水量 1500 毫升以内。

12. **心肌病** 高蛋白、高维生素、富含纤维素的清淡饮食以促进心肌代谢,增强机体抵抗力。

13. **冠状动脉造影支架术后** 术后即可进易消化清淡饮食,避免过饱,鼓励多饮水。

十三、冠心病患者的饮食

1. 控制总热量,维持正常的体重　糖在总热量中的比例应控制在 60%～70%。宜多吃些粗粮,以增加复杂的糖类、纤维素、维生素的含量。单糖及双糖等应适当控制,尤其是高脂血症和肥胖者更应注意。

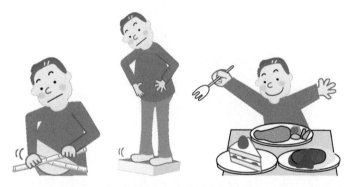

2. 限制脂肪　脂肪的摄入应限制在总热量的 30% 以下,每日膳食中脂肪供应少于 40～50 克,其中动物脂肪以不超过 1/3 为宜,以植物性脂肪为主。适当地吃些瘦肉、家禽、鱼类。海鱼的脂肪中含有多不饱和脂肪酸,它能够影响人体脂质代谢,降低血清胆固醇、血清三酰甘油、低密度脂蛋白和极低密度脂蛋白,从而保护心血管,预防冠心病。膳食中应控制胆固醇的摄入,胆固醇

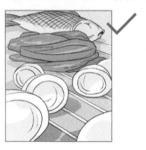 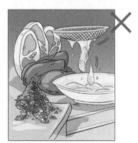

的摄入量每天应少于 300 毫克,一个鸡蛋中的胆固醇接近于 300 毫克,当患有冠心病时,应控制鸡蛋的摄入,应每日半个鸡蛋或每 2 日一个鸡蛋。不可一日吃数个鸡蛋。要限制动物的内脏、脑等摄入。

3. 适量的蛋白质　蛋白质是维持心脏功能必需的营养物质,能够增强抵抗力,但因蛋白质不易消化,所以摄入过多对冠心病患者不利,增加心脏负担。过多地摄入动物蛋白,会增加冠心病的发病率。每日食物中蛋白质的含量以每千克体重不超过 1 克为宜,应选用牛奶、酸奶、鱼类和豆制品等对防治冠心病有利的食物。

4. 饮食宜清淡、低盐　每日膳食中食盐的摄入量控制在 6 克以下,对合并高血压的患者应控制在 5 克以下。可随季节活动量变化适当增减。如夏季出汗较多,户外活动多,可适当增加盐的摄入量。冬季时,出汗少,活动量减少,应控制盐的摄入。以 380 毫升装的酱油瓶盖为标准,半盖盐是 2 克,3/4 盖酱油为 5 毫升(相当于 1 克食盐),您也可以在市场中购买标有所装盐量的食盐勺,有 1 克装也有 2 克装的,作为标准供煮饭时用。含盐较多的食物有咸菜类、咸肉、火腿、咸蛋、皮蛋、酱油、辣酱等,需限制或禁忌摄入。

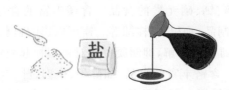

5. 多吃一些保护性食品　如洋葱、大蒜、紫花苜蓿、木耳、海带、香菇、紫菜等。生大蒜和洋葱含有精油,这是防治动脉粥样硬化的有效成分。适量饮淡茶可防治冠心病。茶叶具有抗凝血和促进纤维蛋白溶解的作用。茶叶中的茶多酚,可改善微血管壁的渗透性,能有效地增强心肌和血管壁的弹性和抵抗力,减轻动脉粥样硬化的程度。茶叶中的咖啡因和茶碱,可直接兴奋心脏,扩张冠状动脉,增强心肌功能,增强心室收缩,加快心率,浓茶会使上述作用加剧,血压升高,引起心悸、气短及胸闷等异常现象。由于浓茶中含有大量的鞣酸,会影响人体对蛋白质等营养成分的吸收,也会引起大便干燥。冠心病患者饮茶宜饮淡茶。在品种选择上,要结合体质、病情,因人而异。一般而言,对阴虚火盛的人,宜用绿茶,特别是半生茶,如黄山毛峰、西湖龙井;脾胃虚寒、溃疡病、慢性胃炎患者,宜饮用红茶。花茶(如茉莉花茶)是茶叶经花露熏制,性味微寒,或比较平和,适用范围较广。为了降血脂、减肥,宜选乌龙茶,尤以铁观音为上乘佳品。

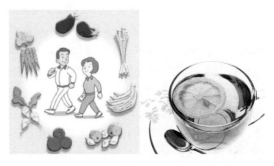

6. 供给充足的维生素、无机盐和微量元素 膳食中应注意多吃含镁、铬、锌、钙、硒元素的食品。含镁丰富的食品有小米、玉米、豆类及豆制品、枸杞子、桂圆等。镁可以影响血脂代谢和血栓形成,促进纤维蛋白溶解,抑制凝血或对血小板起稳定作用,防止血小板凝聚。含铬丰富的食品,如酵母、牛肉、肝、全谷类、干酪、红糖等。铬能够增加胆固醇的分解和排泄。含锌较多的食品有肉、牡蛎、蛋、奶。含钙丰富的食品有奶类、豆制品、海产品(如虾皮)等。含硒较多的食物有牡蛎、鲜贝、虾皮、海虾、巴鱼等。补硒能够抗动脉粥样硬化、降低血液黏度,增加冠状动脉血流量,减少心肌的损伤程度。多吃蔬菜和水果益于心脏,其含有丰富的维生素C、无机盐、纤维素和果胶。绿色蔬菜或黄色蔬果中均含有较多的胡萝卜素,它具有抗氧化的作用,维生素C能够影响心肌代谢,增加血管韧性,使血管弹性增加,大剂量维生素C可使胆固醇氧化为胆酸而排出体外。猕猴桃、柑橘、柠檬和紫皮茄子含有丰富维生素C,应多吃含维生素C较多的食品。

7. 忌烟酒和高脂肪、高胆固醇食物 冠心病患者应当戒烟,烟碱会使胆固醇升高,又会使血管壁通透性发生改变,使胆固醇沉积在动脉壁上,造成动脉硬化。吸烟使动脉血里的一氧化碳含量增加,氧气含量下降,身体组织缺血缺氧。减少饮酒量,当合并高脂血症时,应避免饮酒,并应忌用或少用全脂乳、奶油、蛋黄、肥猪肉、肥羊肉、肥牛肉、肝、内脏、黄油、猪油、牛油、羊油、椰子油。

8. 冠心病的饮食推荐食物之蔬菜——大豆、洋葱、茄子、菇类、藻类 蔬菜是人类饮食中不可缺少的食物,含有丰富的维生素类。如维生素C、无机盐、纤维素和果胶。凡绿色蔬菜或黄色蔬果中均含有较多的胡萝卜素。另外白色蔬菜铁含量较高,黑色系列富含硒元素、花青素和微量元素可促进消化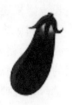系统和增强造血功能,红色食品中都含有β胡萝卜素,而β胡萝卜素和红色蔬菜中的其他红色素一起,能增加人体组织中细胞的活力,有益于心脏和小肠。另外,蔬菜中还存在着很多对心脏具有保护性作用的食物,如洋葱、大蒜、紫花苜蓿、木耳、海带、香菇、紫菜等。

9. 冠心病的饮食推荐食物之水果——山楂、柑橘、石榴、葡萄、苹果 水果类和谷类一样纤维充足,水果还有另外一个优点就是维生素及微量元素很充足。最新的研究发现摄入来源于谷类食品和水果的纤维降低冠心病死亡风险效果最明显,但来自蔬菜的纤维摄入与冠心病发病率和死亡率之间没什么关联。上述的水果都是对血瘀、防治动脉粥样硬化等有着特别效果的果类。

10. 冠心病的饮食推荐食物之肉类——海鱼、瘦肉 大鱼大

肉和吸烟是造成冠心病的主要原因。冠心病最重要的发病诱因

就是不当的饮食和生活习惯。冠心病患者饮食在食用肉中当属海鱼是最为合适的。鱼肉含有丰富的镁元素,对心血管系统有很好的保护作用,有利于预防高血压、心肌梗死等心血管疾病。

11. 冠心病的饮食推荐食物之坚果——枸杞子、榛子、松仁、开心果、杏仁 坚果的营养价值很高,是预防心脏病的好食物。丰富的单不饱和脂肪酸和植物固醇,有助于降低人体血液中的"坏胆固醇"(低密度胆固醇)。而且有不少坚果,如核桃、杏仁、花生等含有鞣花酸,能抑制癌细胞生长。坚果还蕴含多种对健康有益的维生素 E、B 族维生素和矿物质,维生素 E 是知名的抗氧化物,能预防细胞老化,减少心脏病、糖尿病、白内障等患病风险。另外,建议冠心病患者多使用的谷物和饮品有燕麦、玉米、荞麦、大豆、花生、薏苡仁、黑米、茶叶、酵母、红糖水、绿豆汤等。

12. 冠心病患者之不推荐食物

(1)三高食物:防治冠心病第一就是要防治高血压,第二要防治高血脂,第三要防治高血糖,再一个就是尽量不吸烟。即不推荐食用高胆固醇、高热量、高钠食物。

(2)垃圾食物:动物内脏胆固醇含量高,垃圾食品含量很高的反式脂肪酸是高血脂的元凶,烟碱则促使胆固醇沉积造成动脉壁硬化。

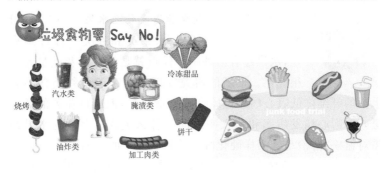

冠心病患者食物一览表

- 适宜的食物(推荐)

  五谷类:全麦面包、大米、面条、馒头、麦片、玉米红薯、土豆、芋头

  奶制品:无(低)脂牛奶、无(低)脂酸奶

  肉类:兔肉、去皮鸡肉、火鸡肉

  蛋类:蛋白

  水果蔬菜:各种新鲜蔬菜水果、果干、无糖果汁蔬菜汁(无盐)

  鱼类:鱼(清蒸或煮)

  贝壳类:扇贝、牡蛎

  油脂类:红花籽油、香油、豆油

  饮料类:清茶、水

  豆类:豆腐、大豆蛋白

  坚果类:核桃、杏仁

  调味料类:咖喱、胡椒、芥末、姜、五香粉、香料、八角

- 适量吃的食物

  五谷类:全蛋面条、炒面、炒饭

  肉类:猪瘦肉、牛瘦肉、羊腿肉、火腿(每周 2 次)

  奶制品:杏仁、豆腐

  蛋类:鸡蛋

  鱼类:植物油烹调炸鱼

  豆类:罐头豆类、花生酱

  水果蔬菜:罐头水果和蔬菜

  贝壳类:龙虾、虾类、淡菜

  油脂类:菜子油、色拉油、花生油、植物油制的糕点

  坚果类:栗子、花生

  调味料类:低脂沙拉调料

  饮料类:无热量软饮料

- 尽量少吃的食物

  五谷类:油条、甜点心、曲奇饼、蛋糕、炸薯条、炸馒头、炸面包、方便面

续表

奶制品：牛奶、酸奶、甜炼乳、奶酪、朱古力、麦乳精
肉类：排骨、猪蹄、鸭、鹅、肥肉、肉馅、汉堡包、肥香肠、熟肉制品、炸鸡、肝、腰、脑
蛋类：蛋黄、皮蛋、咸蛋
水果：椰子、果汁饮料、咸菜、腌泡菜
贝壳类：对虾
坚果类：椰子果
鱼类：罐头鱼类、乌贼、咸鱼、带鱼
豆类：熏豆干、素什锦、油豆腐
油脂类：黄油、奶油、动物油、各种糖果、巧克力、雪糕、冰淇淋
调味料类：盐、酱油、沙拉酱、蛋黄酱、甜面酱、黄酱
饮料类：酒、低脂巧克力饮料、含糖饮料、巧克力饮料

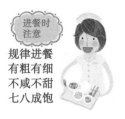

进餐时注意
规律进餐
有粗有细
不咸不甜
七八成饱

13. 合理膳食——"一、二、三、四、五、红、黄、绿、白、黑"

一：每日饮 1 袋牛奶，可有效改善我国膳食钙摄入量普遍偏低现象。

二：每日摄入糖类 250～350 克，即相当于主食 6～8 两（300～400 克）。

三：每日进食 3 份高蛋白食品；饮 3 杯水：早上起床后、晚上睡觉前、先喝杯温开水，如果半夜起了床，也要喝杯温开水。喝水可以使您的血液稀释，不堵塞血管，并可排出毒素。

四：四句话：有粗有细；不甜不咸；三四五顿（指少量多餐）；七

八分饱。

五：每日摄取 500 克蔬菜及水果，对预防高血压及肿瘤至关重要。

红：红萝卜、番茄、红椒、苹果、草莓、红薯、红葡萄、山楂。它们有丰富的微量元素和维生素，降低胆固醇，防止血管硬化。

黄：黄辣椒、南瓜、土豆、香蕉。它们可以帮助降低血脂，防止血管硬化。

绿：菠菜、芹菜、西蓝花、卷心菜等有叶的绿色蔬菜，越绿越好。

黑：黑木耳、香菇，它们可以使血液不黏稠。

白：大豆、豆浆、豆腐、低脂奶、酸奶，其丰富的蛋白质可以替代肉类蛋白质，降低胆固醇。白萝卜、大白菜，富含丰富的微量元素、维生素。

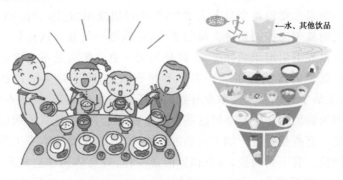

十四、高血压患者的饮食

1. 三餐　饮食安排应定时定量、少量多餐，避免过饱；肥胖者应进食低热量食物。晚餐应少而清淡，过量油腻食物会诱发卒中。食用油要用含维生素 E 和亚油酸的素油；不吃甜食。多吃高纤维素食物，如芹菜、笋、青菜、大白菜、冬瓜、番茄、茄子、豆芽、海蜇、海带、洋葱等，以及少量鱼、虾、禽肉、脱脂奶粉、蛋清等。每天

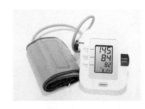

食谱可做以下安排：糖类 250～350 克（相当主食 6～8 两，即 300～400 克），新鲜蔬菜 400～500 克，水果 100 克，食油 20～25 克，牛奶 250 克（毫升），高蛋白食物 3 份（每份指瘦肉 50～100 克，或鸡蛋 1 个，或豆腐 100 克，或鸡、鸭 100 克，或鱼虾 100 克。其中鸡蛋每周 4～5 个即可）。

2. 低盐　吃钠盐过多是高血压的致病因素，而控制钠盐摄入量有利于降低和稳定血压。每人每天吃盐量应严格控制在 2～5 克，约一小匙。食盐量还应减去烹调用酱油中所含的钠，3 毫升酱油相当于 1 克盐。咸（酱）菜、腐乳、咸肉（蛋）、腌制品、蛤贝类、虾米、皮蛋含钠均较高，应尽量少吃或不吃。我们建议您应当逐渐减少盐的摄入，慢慢适应较淡的口味，将每日盐量控制在要求范围。如果您觉得这个量无法掌握，您也可以使用"达标 140/90"项目发的盐勺来控制盐量。每勺 2 克，每顿饭一勺盐。这样就可以达到世界卫生组织的标准，也就是每天 6 克。那么是不是吃饭的时候就少放盐就好了呢？实际上并非如此，除了炒菜放的盐之外，生活中有很多食品中含有我们看不见的大量的盐，说看不见，是因为我们往往会忽略掉这些食物里面有盐，而不是真的眼睛看不见。有些是在工厂加工时添加进去的，有些是食物本身天然所含的盐。看不见的盐，与看得见的盐一样，对身体同样造成危害，您也一定要避免。如酱油、味精、调味汁、方便面汤料等调味品；

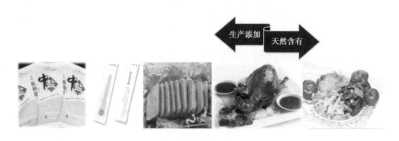

生产添加　　天然含有

罐头、酱鸭、午餐肉、烧鸡等熟食;尤其咸菜、酱菜等腌制品,其含盐量更是高于普通菜肴,在食用时一定要更加注意。

其实,及时减少盐的使用量,通过其他调味品,一样可以做出美味的食品。我们建议在烹饪时用葱、姜、蒜等调配出丰富的口味来满足您的味觉享受。清淡一点,身体更健康!

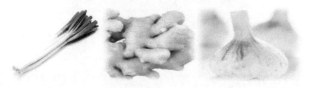

3. 适量摄取脂肪、油脂,动物蛋白不可替代 高血压患者不能光吃素,也应摄入脂肪、油脂,保证身体所需的基本能量,但每天要限量,每日摄取 25 克左右即可。人体所需氨基酸有些要通过动物蛋白来摄取,这也是植物蛋白不可替代的,因此高血压患者也要适当补充动物蛋白,吃些鱼、虾、肉、禽、蛋类。尤其鱼类富含优质蛋白,脂肪含量少,可以多吃些。奶类、蛋类富含优质蛋白质,但是牛奶含有饱和脂肪,蛋类含有胆固醇,所以应适量控制使用量。而以大豆为原料的食物,蛋白质含量虽然丰富,但不是优质蛋白,所以也不宜一次摄入过多。因此,我们建议您改善饮食结构,少吃脂肪含量高的猪肉,增加低脂高蛋白的去皮鸡肉和鱼肉。有句俗话叫作"2 条腿的好过 4 条腿的,没有腿的好过 2 条腿的"。这句话是说食用鱼类好过禽类,而禽类又好过畜类。

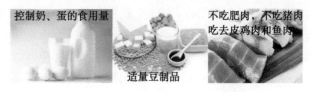

4. 果蔬 人体每天需要的 B 族维生素、维生素 C,可以通过多吃新鲜蔬菜及水果来满足。有人提倡,每天吃 1~2 个苹果,有益于健康,水果还可补充钙、钾、铁、镁等。

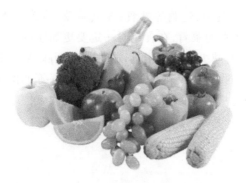

5. 补钾、补钙、补铁 富含钾的食物进入人体可以对抗钠所引起的升压和血管损伤作用,可以在食谱中经常"露面"。这类食物包括豆类、冬菇、黑枣、杏仁、核桃、花生、土豆、竹笋、瘦肉、鱼、禽肉类,根茎类蔬菜如苋菜、油菜及大葱等,水果如香蕉、枣、桃、橘子等。应多吃些富含钙的食品,如黄豆、葵花子、核桃、牛奶、花生、鱼虾、大枣、蒜苗、紫菜等。老年高血压患者血浆铁低于正常,因此多吃豌豆、木耳等富含铁的食物,不但可以降血压,还可预防老年人贫血。

6. 饮水 硬水中含有较多的钙、镁离子,它们是参与血管平滑肌细胞收缩功能的重要调节物质,如果缺乏,易使血管发生痉挛,最终导致血压升高,因此对高血压患者,要尽量饮用硬水,如泉水、深井水、天然矿泉水等。矿泉水中含锂、锶、锌、硒、碘等人体必需的微量元素。体内水分不足时,血液循环容易受阻,诱发心脑血管疾病的概率会上升,所以要养成在口渴之前就补充水分的习惯,因为口渴的时候血液黏度已经升高了,如果血压并没有上升,容易形成血栓。另外睡前也应喝一杯水,这样可以补偿夜里身体失掉的水分。高血压患者应养成在早晨起床后马上喝一杯水的习惯,这样就能减少心血管病的发病概率。茶叶内含茶多酚,且绿茶中的含量比红茶高,它可防止维生素 C 氧化,并可排除有害的铬离子。

7. 高血压患者的饮食宜忌

(1)糖类食品

适宜的食品——米饭、粥、面类、葛粉汤、芋类、软豆类。

应忌的食品——番薯(产气食品)、干豆类、味浓的饼干类。

(2)蛋白质性食品

适宜的食品——脂肪少的食品(嫩肉、牛、猪的瘦肉、肉鱼)、蛋、牛奶和牛奶制品(鲜奶油、酵母乳、冰淇淋、乳酪)、大豆制品(豆腐、纳豆、黄豆粉、油豆腐)。

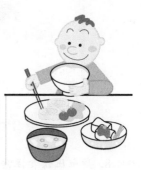

应忌的食品——脂肪多的食品(牛、猪的五花肉、排骨肉、鲸鱼肉、鲱鱼、鳗鱼、金枪鱼等)、加工品(香肠等)。

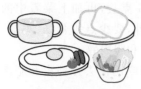

(3)脂肪类食品

适宜的食品——植物油、少量奶油、沙拉酱。

应忌的食品——动物油、生猪油、熏肉、油渍沙丁鱼。

(4)维生素、矿物质食品

适宜的食品——蔬菜类(菠菜、白菜、胡萝卜、番茄、百合根、南瓜、茄子、黄瓜等纤维少的)、水果类(苹果、桃、橘子、梨、葡萄、西瓜、香蕉等)、海藻类、菌类,有些水果、蔬菜生吃会产气,必须煮软或做成酱食用。

应忌的食品——硬纤维蔬菜(竹笋、玉米)、刺激性强的蔬菜(香辛蔬菜,如芥菜、葱类)。

(5)其他食品

适宜的食品——淡红茶、酵母乳饮料。

应忌的食品——香辛料(辣椒、芥末、咖喱粉、酒类饮料、咖啡、浓红茶等)、碳酸饮料、腌渍食品(咸菜、咸鱼、酱菜等)。

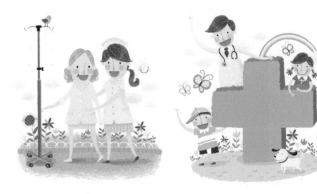

8. 高血压饮食注意事项

（1）外出就餐需注意

①少喝汤。一般餐厅的汤里，含盐量在 1.2‰～2‰，也就是 100 克的汤里面就含有 1.2～2 克盐，因为这样做出的汤菜更加鲜美。只不过两碗汤下肚，就可能吃下了 5 克盐，再加上菜肴中的盐，一天的盐摄入量就会大大超标。另外，要少点排骨汤、鸡汤、老鸭汤等肉汤，这类汤中含有大量的脂肪和胆固醇。

②少吃或不吃用油煎炸的食物，如果吃的话去掉外皮和肥肉部分再食用。

③多选择用清蒸等方法烹调的菜肴，口味会比较清淡。

④少吃肥甘厚味的食物，避免吃动物内脏等含脂肪和胆固醇较高的菜肴。

⑤炒饭、炒面比白米饭与清汤面脂肪更多，注意别食用过量。

（2）减少脂肪的摄入

①烹调时仅放少量的植物油，不吃动物油。

②不用油煎或油炸的方法烹调食物，多用炖、煮、氽、拌、蒸、卤等少油的做法烹调食物。

③最好吃瘦肉。吃鸭肉、鸡肉时，要去除外皮和脂肪。

④最好食用低脂或脱脂的奶制品。少吃奶油类食物，尽量不吃奶酪或黄油。

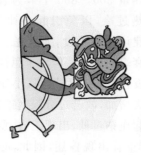
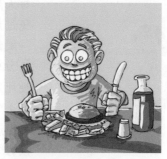

⑤肉类烹调前用水焯,可降低其脂肪含量。

⑥涮清汤火锅是一种降低脂肪含量的吃法。

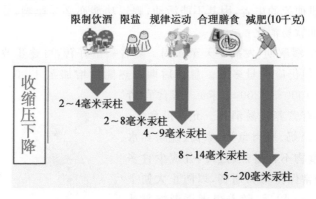

生活方式对血压的影响

十五、心肌梗死患者的饮食

1. 急性期:为发病后 3 天内,必须绝对卧床休息,一切活动(包括进食)需专人护理。起病后 1～3 天,以流质饮食为主,可予少量蔬菜汁、去油过滤肉汤、枣泥汤、米汤、稀粥、果汁、藕粉、口服补液等。凡易导致胀气,刺激性溶液不宜吃,如豆浆、牛奶、浓茶、咖啡等。补液总量 1000～1500 毫升/24 小时,分 5～6 次喂服。

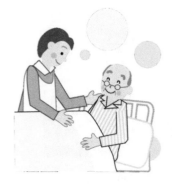

每天热量 500～800 千卡为宜。避免过热过冷，以免引起心律失常。一般建议低盐饮食，尤其是合并有心力衰竭的患者。但由于急性心肌梗死发作后应用利尿药，小便中钠的丢失增加，故若过分限制钠盐，也可引起血钠过低，出现乏力、意识淡漠，严重者出现昏迷，因此，必须根据病情适当予以调整。此外，对于不能口服的患者或者根据病情需要，尚可补充胃肠外营养。对急性心肌梗死的患者，因其不能活动，脾胃功能亦必受影响，故食物必须细软易消化。

2. 缓解期：发病 4 天至 4 周。随着病情好转，可逐步改为半流食，但仍应少量多餐。急性后期总热能可增加至 4200～5040 千焦（1000～1200 千卡）。膳食宜清淡、富有营养且易消化。允许进食粥、麦片、淡奶、瘦肉鱼类、家禽、蔬菜和水果。食物不宜过热、过冷，并应少食多餐，经常保持胃肠通畅，以防止大便干燥。3～4 周后，随着患者逐渐恢复活动，饮食也可适当放松，但脂肪和胆固醇的摄入仍应控制，对伴有高血压或

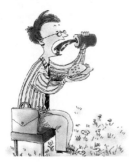

慢性心力衰竭患者仍应限钠。肥胖者应控制饮食，饱餐（特别是进食多量脂肪时）应当避免，因它可引起心肌梗死再发作，这可能与餐后血脂增高，血液黏度增高引起局部血流缓慢，血小板易于凝集而致血栓形成有关。另一方面，饮食也不应限制过分，以免造成营养不良和增加患者的精神负担。

3. 恢复期：发病 4 周后，病情稳定后。随其活动量的增加，一般每天热量可保持在 1000～1200 千卡。足量的优质蛋白和维生

素有利于病损部位的修复。乳类蛋白、瘦肉、鱼类、蔬菜、水果等均可食用,特别是绿叶蔬菜和水果是富含维生素 C 的食物,宜经常摄食。每天的饮食中还要含有一定量的粗纤维素,以保持大便通畅。此外,恢复

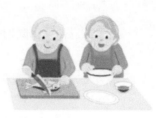

期后,应防止复发,其膳食原则还应包括维持理想体重避免饱餐,控制脂肪和胆固醇摄入,预防血液黏度增高和血小板凝集。戒烟、限酒,如伴有高血压和慢性心力衰竭者应限钠。

4. 注意水和电解质平衡。食物中水的含量应与饮水及输液量一并考虑,以适应心脏的负荷能力。如患者伴有高血压或心力衰竭,应限制钠盐,但临床上亦观察到急性心肌梗死发生后,尿中有钠的丢失,故应根据血液生化指标予以调整。有学者研究缺血心肌的营养代谢,认为镁对缺血性心肌病有良好的保护作用,膳食中含一定量的镁,可能有助于降低心肌梗死的发病率与病死率。成年人镁的需要量为300～400 毫克/日,食物来源为有色蔬菜、小米、面粉、肉、海产品等。已知钾对心肌的兴奋性、传导性等均有影响,低钾血症易发生心律失常,故应注意如有低钾血症出现,饮食上应予调整。

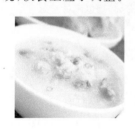

5. 急性心肌梗死伴心功能不全时,常有胃肠功能紊乱,饮食更应注意。发病开始的 1～2 天,仅给热水果汁、米汤、蜂蜜水、藕粉等清淡、流质饮食。每日 6～7次,每次 100～150 毫升。若患者的心律失常有所好转,疼痛减轻后,可逐渐增加一些瘦肉、蒸鸡蛋白、稀米粥等饮食。随着病情的恢复,病后 6 周可采用冠心病的饮食,但饮食仍需柔软,易于消化。

6. 注意高发季节的饮食调配,深秋和冬季是心肌梗死的好发季节,除了保暖防寒外,还应多吃性温和具有活血化瘀功能和营

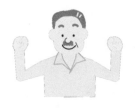 养丰富的食物,尤以各种药粥最为适宜。陈旧性心肌梗死患者的饮食,可按一般冠心病的饮食安排。进食应少食多餐、细嚼慢咽、三四五顿、七八分饱,不要暴饮暴食,低糖低盐低脂,戒烟少酒戒辣椒,平时多食用新鲜的绿色蔬菜、水果,还有胡萝卜、黑木耳、燕麦片、燕麦粉、大枣、番茄、红薯等,均对身体有益。炖的汤要把最上面的油层去掉后再喝。适量饮水,睡前醒后约半小时都喝上一杯开水,避免血液黏稠,形成血栓。

十六、心力衰竭患者的饮食

对于心力衰竭患者而言,饮食需要特别注意。其中主要包括限制钠盐的摄入、平衡钾的摄入、限制脂肪、限量水的摄入等。

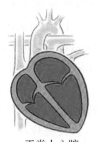 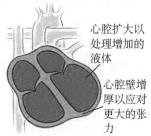

正常人心脏　　　心力衰竭患者心脏

心腔扩大以处理增加的液体

心腔壁增厚以应对更大的张力

1. 心力衰竭患者应限制钠盐的摄入　为预防和减轻水肿,应根据病情选用低盐、无盐、低钠饮食。低盐即烹调时食盐<2克/天;食盐含钠391毫克/克,或相当于酱油10毫升。1天副食含钠量应少于1500毫克。无盐:即烹调时不添加食盐及酱油,全天主副食中含钠量小于70毫克。低钠即除烹调时不添加食盐及酱油外,应用含钠在100毫克以下的食物,全天主副食含钠量小于500毫克。大量利尿时应适当增加食盐的量以预防低钠血症。

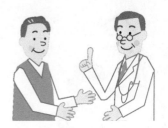

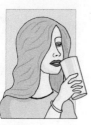

2. 心力衰竭患者应限制水的摄入　充血性心力衰竭中水的潴留主要继发于钠的潴留。身体内潴留 7 克氯化钠的同时,必须潴留 1 升水,才能维持体内渗透压的平衡,故在采取低钠饮食时,可不必严格限制进水量。事实上,摄入液体反可促进排尿而使皮下水肿减轻。对于严重心力衰竭,尤其是伴有肾功能减退的患者,由于排水能力减低,故在采取低钠饮食的同时,必须适当控制水分的摄入,否则可能引起稀释性低钠血症,这为顽固性心力衰竭的重要诱因之一。一旦发生此种情况,宜将液体摄入量控制为500～1000 毫升,并采用药物治疗。

3. 心力衰竭患者应平衡钾的摄入　钾平衡失调是充血性心力衰竭中最常出现的电解质紊乱之一。临床中最常遇到的为缺钾,主要发生于摄入不足(如营养不良、食欲缺少和吸收不良等);额外丢失(如呕吐、腹泻、吸收不良综合征);肾丢失(如肾病、肾上腺皮质功能亢进、代谢性碱中毒、利尿药治疗)及其他情况(如胃肠外营养、透析等)。缺钾可引起肠麻痹,严重者引起心律失常、呼吸麻痹等,并易诱发洋地黄中毒,造成严重后果。故对长期使用利尿药治疗的患者应鼓励其多摄食含钾量较高的食物和水果,如香蕉、橘子、枣子、番木瓜等。必要时应补钾治疗,或将排钾与保钾利尿药配合应用。

另一方面,当钾的排泄低于摄入时,则可产生高钾血症,见于严重的心力衰竭,或伴有肾功能减退及不恰当地应用保钾利尿药。轻度患者对控制饮食中钾和钠及停用保钾利尿药反应良好,中度或重度高钾血症宜立即采用药物治疗,严重者行血液透析治疗。

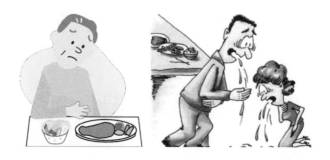

4. 心力衰竭患者热量和蛋白质摄入不宜过高　一般说来,对蛋白质的摄入量不必控制过严,每天每千克体重 1 克,每天 50～70 克,但当心力衰竭严重时,则宜减少蛋白质的供给,每天每千克体重 0.8 克。因为蛋白质的特殊动力学作用可能增加心脏额外的能量要求和增加机体的代谢率,故应给予不同程度的控制。当心力衰竭发生时,由于肥胖可引起膈肌的抬高,肺容积的减少及心脏位置的变化,因而成为一个更加严重的危险因素。此外,肥胖还将加重心脏本身的负担,因此,宜采用低热能饮食,使患者的净体重维持在正常或略低于正常的水平,而且,低热量饮食将减少身体的氧消耗,从而也减轻心脏的工作负荷。

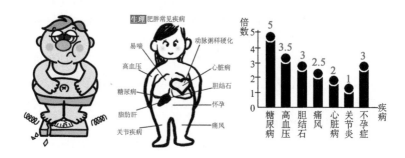

肥胖对健康的危害

5. 心力衰竭患者应增加糖类的摄入　300～350 克/天供给，因其易于消化，在胃中停留时间短，排空快，可减少心脏受胃膨胀的压迫。宜选含淀粉及多糖类食物，避免过多蔗糖及甜点心等，以预防胀气、肥胖及三酰甘油升高。

6. 心力衰竭患者应限量脂肪　肥胖者应注意控制脂肪的摄入量，40～60 克/天为宜。因脂肪产热量高，不利于消化，在胃内停留时间较长，使胃饱胀不适；过多的脂肪能抑制胃酸分泌，影响消化；并可能包绕心脏、压迫心肌；或腹部脂肪过多使横膈上升，压迫心脏感到闷胀不适。

7. 心力衰竭患者应补充维生素　充血性心力衰竭患者一般食欲较差，加上低钠饮食缺乏味道，故膳食应注意富含多种维生素，如鲜嫩蔬菜、绿叶菜汁、山楂、鲜枣、草莓、香蕉、橘子等，必要时应口服补充 B 族维生素和维生素 C 等。维生素 B_1 缺乏可导致脚气性心脏病，并诱发高排血量型的充血性心力衰竭。叶酸缺乏可引起心脏增大伴充血性心力衰竭。

8. 心力衰竭患者应维持电解质平衡　充血性心力衰竭中最常见的电解质紊乱之一为钾的平衡失调。由于摄入不足，丢失增多或利尿药治疗等可出现低钾血症，引起肠麻痹、心律失常，诱发洋地黄中毒等，这时应摄食含钾高的食物，如干蘑菇、紫菜、荸荠、大枣、香菜、香椿、菠菜、苋菜、香蕉及谷类等。如因肾功能减退，出现高钾血症时，则应选择含钾低的食物。钙与心肌的收缩性密切相关。高钙可引起期外收缩及室性异位收缩，低钙又可使心肌收缩性减弱，故保持钙的平衡在治疗中有积极意义。镁能帮助心肌细胞解除心脏的毒性物质，能帮助维持正常节律，在充血性心力衰竭中可因摄入不足、利尿药等药物导致排出过高或吸收不良，均能使镁浓度降低，如不及时纠正，可进一步加重心力衰竭至诱发洋地黄中毒。在用洋地黄治疗时，宜进食含钙低的食物，忌食含钙高的食物如牛奶、骨头、虾、海蜇、海带、紫菜、木耳、巧克力等。饮食宜低盐。若有水肿时，则需无盐饮食应用利尿药后，尿量增加时宜多食含钾高的食物。各种咸食和腌制品均应禁食。

十七、高脂血症患者的饮食

1. 饮食调治——"四四二"

（1）四要

①膳食要节制：主食，多用粗粮、杂粮，少用精制食品；副食，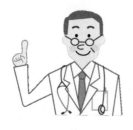可用大豆、豆制品，适当食用鱼类，瘦肉，去皮的鸡肉、鸭肉。

②饮食要清淡：每天 6～8 克食盐。太咸的饮食易诱发高血压。

③蔬菜瓜果要多吃：每天 1 千克左右，而且，适当的香菇、木耳、洋葱、海带、紫菜可以帮助降血脂。

④烹调要用植物油。

（2）四不（少）

①不吃或少吃食糖、糖制甜品、奶油等。如蛋糕、炼奶、蜜糖、雪糕、糖水、瓶（盒）装饮品。

②不用或少用富含胆固醇的物质。如鱿鱼、卵黄、肝、脑等内脏。对于蛋类，每天不应超过一个蛋黄。

③不吃或少吃油煎、炸食物。如油条、速食面、茶楼点心、薯片、炸鸡、虾片、爆米花。

④不吸烟、不喝酒，亦可少量饮用低度酒。

（3）二可以

①可以饮淡茶，喝牛奶，如脱脂奶。

②可以适量食用核桃、瓜子、果仁，最好不吃花生。

2. 胆固醇含量高的食物

Ⅰ类：肥肉、猪牛羊油、鸡鸭皮等。

Ⅱ类：动物内脏，如脑、肝、肾、心、肚等。

Ⅲ类：动物卵黄，如蛋黄、鱼籽、蟹黄等。

Ⅳ类：贝类及软体动物：鱿鱼、螺肉、蚌肉、泥鳅、蟹肉、虾、黄鳝、黄花鱼、甲鱼等。

3. 饮食治疗　饮食治疗是高脂血症治疗的基础，采取任何药物治疗之前，首先必须进行饮食治疗。饮食治疗无效时，方可用药物治疗。在服用降脂药物期间也应注意饮食控制，以增强药物的疗效。

(1)减少脂肪的摄入量是控制热量的基础：减少动物性脂肪如猪油、肥猪肉、黄油、肥羊、肥牛、肥鸭、肥鹅等。摄入这类食物饱和脂肪酸过多，脂肪容易沉积在血管壁上，增加血液的黏稠度，饱和脂肪酸能够促进胆固醇吸收和肝脏胆固醇的合成，使血清胆固醇水平升高。饱和脂肪酸长期摄入过多，可使三酰甘油(甘油三酯)升高，并有加速血液凝固作用，促进血栓形成。科学家发现北极圈内格陵兰岛的爱斯基摩人以鱼猎为生，在他们中间冠心病的死亡率仅 5.3%，远远低于丹麦人的 35%。他们吃的食物中，饱和脂肪酸的含量很低，多不饱和脂肪酸，其主要含有二十碳五烯酸(EPA)和二十二碳六烯酸(DHA)。它们存在于海鱼的鱼油中。多不饱和脂肪酸能够使血液中的脂肪酸谱向着健康的方向发展，能够减少血小板的凝聚，并增加抗血凝作用，能够降低血液的黏稠度。DHA 可以降低血脂保护神经系统。因此提倡多吃海鱼，以保护心血管系统。烹调时，应采用植物油，如豆油、玉米油、葵花籽油、茶油、芝麻油等，每日烹调油 10～15 毫升。

(2)限制胆固醇的摄入量：胆固醇是人体必不可少的物质，但摄入过多害处不少，膳食中的胆固醇每日不超过 300 毫克，高脂血症患者忌食含胆固醇高的食物，如动物内脏、蛋黄、鱼籽、鱿鱼等食物。植物固醇存在于稻谷、小麦、玉米、菜籽等植物中，植物固醇在植物油中呈现游离状态，有降低胆固醇作用，而大豆中豆固醇有明显降血脂的作用，所以提倡多吃豆制品。

(3)供给充足的蛋白质：蛋白质的来源非常广泛，主要来自于牛奶、鸡蛋、瘦肉类、禽类、鱼虾类及大豆、豆制品等食品。但植物蛋白质的摄入量要在50％以上。

（4）适当减少糖类的摄入量：不要过多吃糖和甜食，因为糖可转变为三酰甘油（甘油三酯）。每餐应七八分饱。应多吃粗粮，如小米、燕麦、豆类等食品，这些食品中纤维素含量高，具有降血脂的作用。

（5）多吃富含维生素、无机盐和纤维素的食物：应多吃鲜果和蔬菜，它们含维生素 C，无机盐和纤维素较多，能够降低三酰甘油（甘油三酯）、促进胆固醇的排泄。可选用降脂食物，如酸牛奶、大蒜、绿茶、山楂、绿豆、洋葱、香菇、蘑菇、平菇、金针菇、木耳、银耳等食物。近年发现菇类中含有丰富的"香菇素"。学者们做过实验，当人们吃进动物性脂肪后，血液中的胆固醇都有暂时升高的现象。同时吃些香菇，发现血液中的胆固醇不但没有升高，反而略有下降，并且不影响对脂肪的消化。国外学者认为，中国菜肴中常用木耳、香菇等配料，是一种科学的配菜方法。每3～4个香菇中含香菇素 100 毫克，具有降脂和保健作用。山楂、萝卜、玉米、海带、豆腐、牛奶、黄豆等食物均有降低血脂的作用。要避免饮酒，酒能够抑制脂蛋白酶，可促进内源性胆固醇和三酰甘油（甘

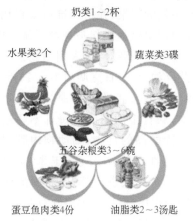

奶类1～2杯

水果类2个　　　　蔬菜类3碟

五谷杂粮类3～6碗

蛋豆鱼肉类4份　　油脂类2～3汤匙

油三酯)的合成,导致血脂升高。要采用蒸、煮、炖、汆的烹调方法,坚持少盐饮食,每日食盐 6 克以下。

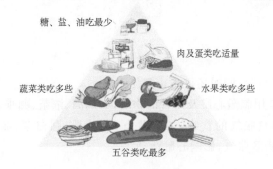

十八、心律失常患者的饮食

1. 限制高脂肪、高胆固醇食物,如动物内脏、动物油、肥肉、蛋黄、螃蟹、鱼籽等。

2. 心律失常患者应少食多餐,避免过饥过饱,尤其饮食过饱会加重心脏负担,加重原有的心律失常。

3. 限制蛋白质供给,一般根据体重按每日 1～1.5 克/千克供给,出现心力衰竭及血压高时,蛋白质应控制在每日 1 克/千克以内。

4. 限制盐及水的摄入。尤其对有水肿的患者,更应严格控制。有水肿和心力衰竭者,饮食中不得加盐和酱油。

5. 限制热量供给是心律失常患者的饮食要点之一。患者一般每日 25～35 千卡/千克(1 千卡＝4.186 千焦),身体肥胖者可按下限供给。

6. 应供给富含 B 族维生素、维生素 C 及钙、磷的食物,以维持心肌的营养和脂类代谢。应多食用新鲜蔬菜及水果,以供给维

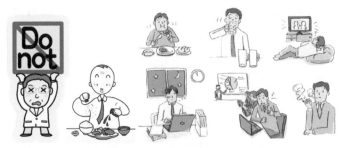

生素及无机盐,同时还可防止粪便干燥。

7. 禁用刺激心脏及血管的物质,如烟酒、浓茶、咖啡及辛辣调味品。慎食胀气的食物,如生萝卜、生黄瓜、圆白菜、韭菜、洋葱等,以免胃肠胀气,影响心脏活动。

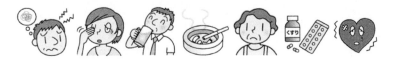

十九、风湿性心脏病患者的饮食

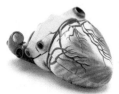

1. 禁止食用苦寒及辛辣食物。风湿性心脏病患者多属心脾阳气不足,如过食苦寒食品,会损伤人体阳气,加重病情。此外,因辣椒、芥末等食品,能使心跳加快,增加心脏负担。且这类食品能导致大便秘结,因排便困难过于用力,可加重心脏负担,甚至发生不测。

2. 戒除烟酒、浓茶和咖啡。酒、浓茶、咖啡等兴奋刺激性饮料,可使血压升高,神经系统的兴奋性增强,导致心率加快,甚至诱发心律失常,从而加重心脏负担,使心肌瓣膜功能受到损害。

3. 缓进饮料。一次喝大量的水、茶、汤、果汁、汽水或其他饮料时,会迅速增加血容量,进而增加心脏负担。因此进食饮料不要太多,最好一次不超过 500 毫升。需要多喝水时,分成几次喝,每次少一点,相隔时间长一些。

4. 常饮柠檬汁。口服柠檬汁治疗风湿性心脏病有良好的疗效。实验表明,柠檬汁具有抑制导致风湿热的链球菌的能力。

5. 减少高脂肪饮食。在饮食中应避免促使高血压、动脉硬化等病情发展及加重的食品,同时还应限制热量供给,高脂肪饮食摄入后不易消化,会增加心脏负担,有的还会发生心律失常。

6. 风湿性心脏病患者应供给富含 B 族维生素、维生素 C 及钙、磷的食物,以维持心肌的营养和脂类代谢。应多食用新鲜蔬菜及水果,以供给维生素及无机盐。

7. 慎食胀气的食物,如生萝卜、生黄瓜、圆白菜、韭菜、洋葱等,以免胃肠胀气,影响心脏活动。

8. 风湿性心脏病患者应少食多餐,避免过饥过饱,尤其饮食过饱会加重心脏负担,加重原有的心律失常。限制盐及水的摄入,尤其对有水肿的患者,更应严格控制。

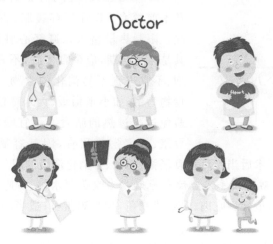

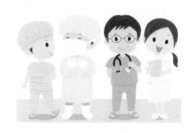

二十、介入手术患者的饮食

1. 术前一晚　术前一晚正常进食,防止术前长期禁食导致血容量偏低或不足,避免出现血流动力学紊乱和低血糖、心慌。

2. 术前当天　当日上午手术者需禁早餐,下午手术者需禁午餐。术前禁食为了减少胃内容量,避免胃内容物反流引起呕吐、误吸。服用除降糖药物以外的口服药时一口水送服。

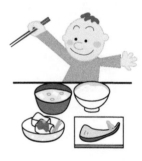

3. 术后当天　由于术后卧床不活动及术前禁食,术后常有腹胀、胃痛等情况。限制热量摄入以减轻心脏负担,尤其是术后初期,应少食多餐,不宜吃得过饱,不宜进食不易消化的食物。以流质食物为主,如小米稀饭、大米稀饭、汤,并避免过冷过热的膳食。不宜喝奶制品、豆浆、八宝粥等甜食,因其容易导致腹胀、便秘。术后当晚可进食汤粥、面条、好消化清淡的蔬菜。

4. 心脏支架手术后饮食原则　多吃蔬菜水果,少吃粮食;饮食宜清淡,最好少吃肉;多吃淡水鱼,少吃鸡蛋黄;适当喝牛奶,戒烟少饮酒。

随着病情好转,允许进食适量的瘦肉、鱼类、水果等。经常保持胃肠道通畅以防排便时因过分用力加重病情。饮食应清淡且富有营养,避免刺激性食物,不饮浓茶、咖啡。

良好的饮食结构和饮食习惯有助于控制血脂和血压，从而延缓冠状动脉再狭窄的发生。冠状动脉介入治疗之后，应以清淡饮食为主，切忌暴饮暴食或进食过饱。多吃富含纤维的食物，多吃新鲜蔬菜、水果、瘦肉、鸡、鸭、兔、鱼肉、糙米、全谷类及豆类、豆制品和奶制品等，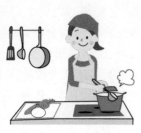这类食物可帮助排便、预防便秘、稳定血糖及降低血胆固醇。选用植物性油脂，多采用水煮、清蒸、凉拌、烧、卤、炖等方式烹调。不宜常吃或大量吃动物内脏、肥肉、鱿鱼、蟹黄、蛋黄、奶油，以及煎、炸、烧烤等食品。全蛋每天可吃1～2个。可多选择脂肪含量较少的鱼肉、去皮鸡肉等。戒烟，不酗酒。

二十一、糖尿病患者的饮食

控制饮食，保持标准体重［标准体重＝身高（厘米）－105］。食物品种多样化，定时定量，少量多餐（注意加餐不加量）。多吃绿叶蔬菜、黑木耳（水发，100克/天）、海产品。少吃坚果类食品、动物内脏、稀饭类。不吃油炸食品、动物油。蔬菜以凉拌、清蒸、煮、炖为宜。如果血糖控制良好，可适量吃些水果，宜在两餐之间吃。

首先，糖尿病患者禁止吃甜食和含糖量较高的水果，因为葡萄糖、蔗糖等消化吸收快，食用后将使血糖快速升高；也少吃糖类含量高的食物，如白薯、土豆、藕等；最好也不要饮酒，可以适量喝点红酒。

糖尿病患者可以多吃高纤维食物，促进机体的糖代谢，如玉米、小麦、白菜、韭菜、豆类制品。多吃含糖低的蔬菜，如韭菜、西葫芦、冬瓜、南瓜、青菜、青椒、茄子。而番茄含糖量低，既可做蔬菜又可做水果，可以多吃。多吃含钙高的食物，如虾皮、海带、排骨、芝麻酱、黄豆、牛奶等。缺钙能促使糖尿病患者的病情加重。多吃富含硒的食物，如鱼、香菇、芝麻、大蒜、芥菜等，它们能降低血糖、改善糖尿病症状。硒有与胰岛素相同的调节糖代谢的生理活性。多吃富含维生素 B 和维生素 C 的食物，如鱼、奶、白菜、豆类及青菜、芥菜、甘蓝、青椒、鲜枣等。补足这两种元素，有利于减缓糖尿病并发症的进程，对减轻糖尿病视网膜的病变、肾病有利。

此外，南瓜、苦瓜、洋葱、黄鳝等对糖尿病患者多饮、多食、多尿症状有明显改善作用，有降低血糖、调节血糖浓度的功能，适宜多吃。

如空腹血糖不超过 11 毫摩/升，尿糖不超过"＋＋＋"，又无酮症酸中毒的情况下，可以少量吃些水果，但要掌握好，不要大量吃，每天最多吃 150～200 克。据测定，香蕉、橘子、苹果、梨含糖量为中等，甜瓜、西瓜、樱桃含糖较少，可以首选食用，番茄、黄瓜含糖很低，可以适当多吃些以代替水果。进食水果的时间应放在两餐之间，避免血糖的骤然升高，保持血糖稳定。

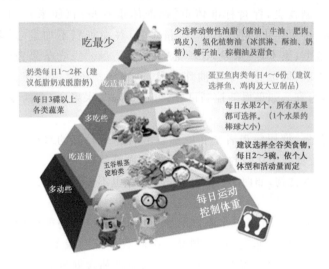

1. 健康饮食吃出来　饮食治疗是糖尿病治疗的基石之一,是实现血糖达标的关键。饮食治疗有利于减轻胰岛负担;饮食治疗有利于减轻体重;饮食治疗有利于纠正代谢紊乱;饮食治疗有助于血糖达标,有利于预防和治疗并发症。

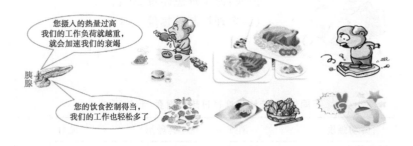

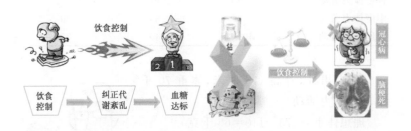

　　(1)健康的饮食计划就是要维持理想体重。

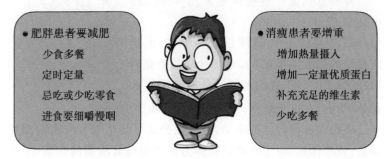

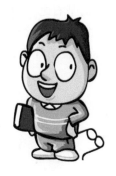

理想体重的计算如下。

身高(厘米)－105

体重允许范围:理想体重±10％。

肥胖:超过理想体重20％。

消瘦:低于理想体重20％。

(2)合理控制总热量。

不同体型/劳动强度每日热量需要(千卡/千克)

劳动强度	消瘦	理想	肥胖
卧床休息	20～25	15～20	15
轻度体力劳动	35	25～30	20～25
中度体力劳动	40	35	30
重度体力劳动	40～45	40	35

示例:男性,身高 175 厘米,体重 70 千克,轻度体力活动

理想体重＝175－110＝65 千克

体重允许范围:58.5～71.5 千克

需要总热量＝理想体重×25＝65×25 ＝1625 千卡

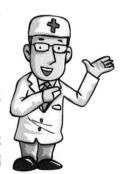

65 千克的 10％ 范围是 6.5 千克,也就是说他的标准体重在 58.5(65－6.5)千克到 71.5(65＋6.5)千克的范围。他的实际体重是 70 千克,在这个范围内,属于理想体重。

该患者进行轻体力活动,故根据公式计算他每日所需的总热量是:理想体重65 千克乘以轻体力活动时每日所需的热量25 千卡/(千克·天)等于1625 千卡。

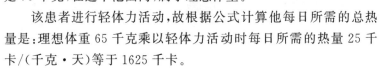

(3)合理热量分配:计算出每日总热量后还要合理进行热量的分配,如图所示是常用的分配比例。

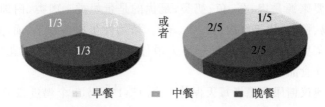

早餐　　■ 中餐　　■ 晚餐

(4)保持平衡膳食:平衡膳食要达到三个平衡,即总热量的平衡、三大营养素的平衡及其他物质的平衡。

每天总热量:要达到摄入与消耗的平衡。

三大营养素:要达到糖、脂肪、蛋白质的摄入平衡。

其他物质:要达到矿物质、微量元素的摄入平衡。

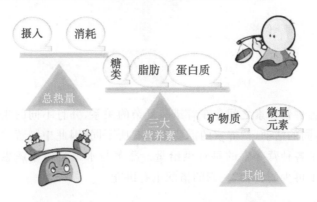

糖类、脂肪、蛋白质均能给机体提供热量,故称为热量营养素。当这三种物质摄入量适当时,其特殊作用方可发挥,并互相起到促进和保护作用。这种情况称为热量营养构成平衡,反之将会对机体产生不利影响。合适的比例为糖类 55%~60%、脂肪 20%~30%、蛋白质 15%~20%。

糖类俗称淀粉类食物,即我们常讲的主食,如 100 克面做成的馒头,100 克米煮成的米饭,均含有 75 克左右的糖类。糖尿病患者每天要摄入主食 300 克(6 两)。

蛋白质类食物包括动物性蛋白和植物性蛋白。动物性蛋白的主要来源是肉、蛋、鱼、奶类,最优的是蛋奶类。肉类,白肉(如鱼、鸡、鸭等)优于红肉(猪、牛、羊)。植物性蛋白含在米、面、豆类和蔬菜里,植物性蛋白以豆类为最佳。避免或限制肥肉、花生油及油炸食品等。

建议糖尿病患者每天保持 4 个"1":1 杯奶、1 个鸡蛋、1 两肉、1 两豆制品。

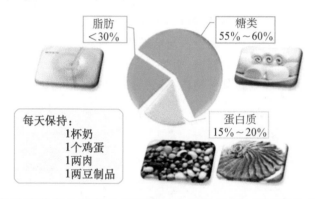

各种营养素之间存在着错综复杂的关系,并且不同的生理状态、不同的活动,营养素的需要量也有所不同,因此中国营养学会制订了各种营养素的每日供给量。蔬菜与水果是糖尿病患者每天必不可少的食物,它们的搭配也有讲究。

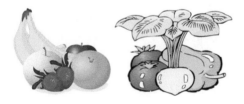

蔬菜:每天 300～500 克。

水果:每天 200～400 克(是否可以吃水果还要依据血糖控制

情况而定)。

糖尿病患者如何吃水果

◆允许吃水果的条件:血糖控制得比较理想

◆空腹血糖＜7.8mmol/L

◆餐后血糖＜10.0mmol/L

◆糖化血红蛋白＜7.5％

◆病情稳定(不经常出现高血糖或低血糖的情况)

◆吃水果的最佳时间:两餐之间

| 早餐 | 午餐 | 晚餐 |

分类	含糖量 (每100克水果)	水果种类	热量 (每100克水果)
适量食用	＜10克	猕猴桃、鸭梨、青瓜、柠檬、李子、草莓、枇杷、西瓜等	20～40千卡
谨慎食用	11～20克	桃、杏、香蕉、山楂、鲜枣、海棠、荔枝、芒果、甜瓜、橘子等	50～90千卡
不宜食用	＞20克	干枣、大枣、红果、蜜枣、柿饼、葡萄干、杏干、桂圆、果脯等	100千卡

①多饮水、限制饮酒量。

②平衡膳食的好帮手——膳食纤维

膳食纤维的定义和作用:膳食纤维是食物中不能被消化酶消化掉的成分。当他们通过肠道的时候,可以吸附肠道内多余的东西从而起到清洁肠道的作用。而且膳食纤维还可以促进排便,从而防止便秘。

膳食纤维的功效:延缓血糖、血脂吸收,保持大便畅通并减少

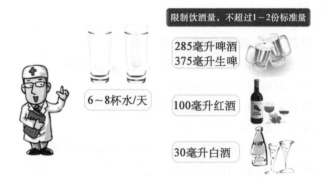

饥饿感。此外,膳食纤维还会吸附在肠道内的胆汁酸。这种消化液是由胆固醇合成的,未参与消化过程的多余的胆汁酸会在小肠内被吸收,再返回胆囊并可以再次分泌到十二指肠中,形成一个循环。膳食纤维可以吸附胆汁酸,从而促进储藏在肝脏中的胆固醇的利用(合成新的胆汁酸),其结果就是降低血液中的胆固醇。饮食中的膳食纤维还可以帮助改善高血压、高血脂、糖尿病等疾病。此外,低热量、高纤维的食物还可以可以帮助防止肥胖。

膳食纤维的分类:a.可溶性纤维,如燕麦、荞麦、水果中果胶、海藻中的藻胶等人工提取物;b.不溶性纤维,如谷物的表皮(粗粮)、水果的皮核、蔬菜的茎叶、玉米面等。

膳食纤维的摄入量:每日增加 25～30 克膳食纤维。

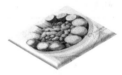

膳食纤维的来源:高纤维的食物有小麦、豆类、马铃薯、根茎类蔬菜、海藻、蘑菇和水果等。

紫菜、香菇、魔芋都是低热量高纤维的食物,那些有较严格热量摄入限制的人也可以食用。同时,海藻(及用它加工成的琼脂)和蘑菇中也含有较多的维生素和矿物质,所以不妨适当地多吃一点。

为了获得较多的膳食纤维,可以在我们的菜单中加入一个用根茎类蔬菜做的炖菜或者汤。

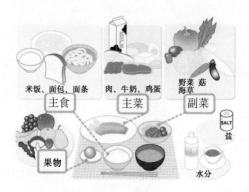

2. 糖尿病患者饮食营养餐盘

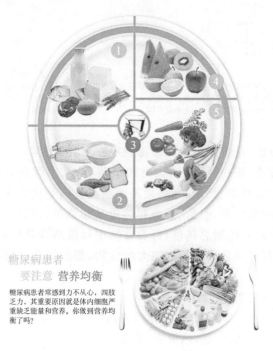

糖尿病患者
要注意 营养均衡

糖尿病患者常感到力不从心，四肢乏力，其重要原因就是体内细胞严重缺乏能量和营养。你做到营养均衡了吗?

3. 糖尿病食品大小选择方式——手掌法则

4. 食品交换份 食品交换份是目前国际上通用的糖尿病饮

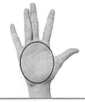

A.糖类和水果
  1个拳头大小可以代表1份主食的量。两个拳头大小代表每餐糖类摄入量

B.蛋白质
  50克的蛋白质类食物相当于手掌心大小，建议每天摄入蛋白质50～100克

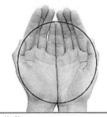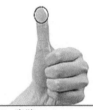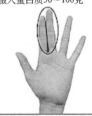

C.蔬菜
  两只手可容纳500克的蔬菜。蔬菜的能量很低，建议每天摄入500～1000克蔬菜

D.脂肪
  需要限制每天油脂摄入量。每天摄入大拇指的尖端大小就足够了

E.瘦肉
  建议每日摄入50克左右瘦肉。测量参照两个手指大小

食控制方法,是将食物按照来源、性质分成四大类八小类。四大类即谷薯类、蛋白质类、油脂类和果蔬类;八小类即谷薯、蔬菜、水果、肉蛋、豆类、奶制品、坚果及油脂类。同类食物在一定重量内,所含的蛋白质、脂肪、糖类和热量是相似的,可任意交换。为了便于了解和控制总热量,每类食物中每份所含热量均为 90 千卡,只要每日饮食中包括这四大组食物,您的饮食就可谓是平衡膳食。

(1)谷薯类(主食类)

馒头:由生面粉 25 克制作而成,熟食约 35 克,热量 90 千卡。

燕麦:生食 25 克,热量 90 千卡。

面条:生食 25 克,热量 90 千卡。

面包:一片,生食 25 克,热量 90 千卡。

中国食品交换份四大类（八小类）

谷薯组	菜、果组	肉、蛋组	油脂组
谷薯类	蔬菜类	大豆类	硬果类
	水果类	奶制品	油脂类
		肉蛋类	

米饭：生米 25 克，热量 90 千卡。

苏打饼干：生面粉 25 克，热量 90 千卡。

总体来说，它们的热量均为 90 千卡，每一份的重量为 25 克左右，也就是半两。半两干面粉制作而成的主食热量约为 90 千卡。

（2）蛋白质类

鸡蛋：1 个，重量约 60 克，热量 90 千卡。

里脊肉：生食，重量约 50 克，热量 90 千卡。

鲫鱼：生食，重量约 80 克，热量 90 千卡。

鸡胸：白切，重量约 80 克，热量 90 千卡。

北豆腐：重量约 100 克，热量 90 千卡。

牛奶：约 160 毫升，热量 90 千卡。

（3）油脂类

植物油一汤匙，约 10 毫升，热量 90 千卡。

花生米：15克，约16粒，热量90千卡。

西瓜子：约40克，热量90千卡。

（4）果蔬类

①蔬菜

白菜心：500克，热量90千卡。

番茄：500克，热量90千卡。

黄瓜：500克，热量90千卡。

胡萝卜：200克，热量90千卡。

油菜：250克，热量45千卡。

由此可见，一般蔬菜500克的热量约为90千卡，但是根茎类蔬菜除外。

②水果

香蕉：重量约150克，热量90千卡。

橘子两个：重量约200克，热量90千卡。

苹果：重量约200克，热量90千卡。

西瓜：一块，约500克，热量90千卡。

应用食品交换份的好处在于：易于达到平衡，便于了解和控制总热量，做到食品多样化，易于灵活掌握。其实，大家只要记忆一到两个标准食物即可。

例如：主食，半两粮食为1份，土豆因含淀粉较多，也算主食，1份为100克，也就是说，如果今天想吃土豆而不想吃米饭，可用100克土豆代替25克大米。

大部分蔬菜1份均为500克，南瓜则只有350克。

1个鸡蛋、50克瘦肉、50克鱼均为1份。

请要注意的是，同类食物可以互换，不同类食物不要互换，但是，部分水果、蔬菜可与主食互换。如水果和粮食互换，吃1个200克左右的苹果，减少25克主食。

如果有的病友想多吃肉，少吃饭，是否可以将粮食换成肉类呢？这是不可以的，因为糖尿病饮食是平衡饮食，糖类、蛋白质、脂肪的量都有一定的比例,不可只吃肉不吃饭,也不可以只吃饭不吃肉,要注意荤素搭配、粗细搭配。

5. 发生低血糖时的症状及其处理方法

(1)症状

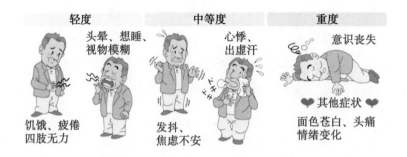

(2)处理方法

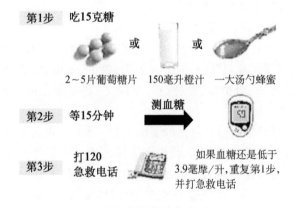

纠正低血糖的方法

6. 发生高血糖时的症状

(1)症状

(2)处理方法:简单地说包括控制饮食总热量及膳食纤维食物,加强适当运动,定期检查,及时诊治。

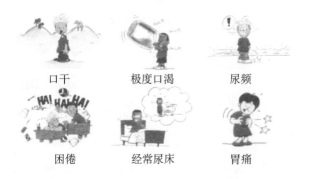

口干　　　　　极度口渴　　　　尿频

困倦　　　　　经常尿床　　　　胃痛

二十二、肾病患者的饮食

1. 优质低蛋白饮食,主要选择以动物蛋白为主的优质蛋白。如鱼、精瘦肉蛋类和牛奶等。

2. 严格限钾,注意限磷,适当补钙。

(1)含钾高的食物:深色颜色蔬菜类有紫菜、海带、胡萝卜、香菇、芹菜、韭菜、番茄等;水果中有香蕉、橙子、山楂、桃子、柿子、香瓜、芒果、杏子、哈密瓜、樱桃、枣、龙眼等;还有带壳的坚果,如腰果、瓜子等。

(2)含磷高的食物:越是鲜美的食物,当中的磷就越高。主要集中在鱼和肉类当中,所以我们在烹饪之前一定要将鱼和肉先烫或煮1~2次,这样可以去除大部分的磷。含钙丰富的食物有奶制品、鱼、虾类等。少进食草酸多的食物,如菠菜、竹笋、甜菜、青苹果、茭白、毛豆、木耳菜等。

肾病饮食提示

ⓐ 蛋白质不可摄取过量

蛋白质如果摄取过量，尿素氮和肌酐等废物就会增多，它们会给肾脏带来很大的负担。虽然每个人适宜的蛋白质摄取会因症状而异，但每天仍需要限制在30~50克。不仅仅是肉和鱼等食物中含有蛋白质，米饭、面包、薯类等食物中也同样含有蛋白质，所以要加以注意

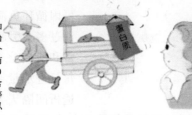

ⓑ 充分摄取热量

若要有效利用较少的蛋白质，就需尽量多地摄取热量。如果热量摄取不够，体内的蛋白质就会被分解为热量，这与摄取较多蛋白质的情况是相同的。要巧妙利用不含蛋白质的砂糖、淀粉类、油类等，一天以1800~2200千卡为标准，充分摄取热量

ⓒ 控制钾的摄取量

在高血压的饮食疗法中，虽然建议大家积极摄取钾，但肾功能减退会妨碍钾的排泄，导致血液中钾含量增多，形成高钾血症，所以有时医生会做出限制钾摄取的建议。控制食用含钾较多的水果和蔬菜等；吃蔬菜时，将蔬菜切得细碎一些，然后浸泡在水中或焯、煮一下，这些都是减少钾含量的烹饪方法

一天1800~
2200千卡

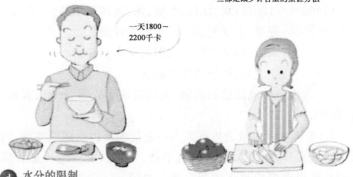

ⓓ 水分的限制

肾脏疾病患者有时是需要限制水分摄入的。这时必须考虑蔬菜、水果等食物所含的水分量。但是，如果极端地减少水分的摄取，肾脏的血液量会出现不足，所以应遵守医生所建议的水分摄入量

二十三、血液透析患者的饮食

1. **水分**　大多数维持性血液透析患者少尿或无尿，需严格控制水的摄入，饮食中尽量少吃水分多的食物。维持水平衡是预防

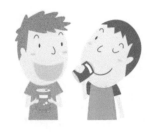

并发症、提高存活率的重要环节。透析间期进水过多引起水潴留，严重者可因循环负荷过重而死亡。透析中超滤过多会引起低血压、心绞痛、心律失常和肌肉痉挛。原则上量入为出，即每日进水量＝尿量＋透析超滤水量/透析间隔天数＋500毫升。判断水分限制的最好指标是体重的变动，两次透析间期体重增加应控制在1.5千克以内为宜。患者应每天在相同条件下、固定时间内记录体重和血压。喝热水比喝冷水解渴，水中加几滴柠檬汁或口含冰块均是控制饮水量的好方法。患者能否遵守液体限制规定，在很大程度上取决于钠的摄入量。

常见食物的含水量如下。

(1)90％～100％：水、饮料、牛奶、汤、液体调味品。

(2)75％：蔬菜、土豆泥、凝乳、牛奶麦片粥。

(3)50％：米饭、面条、热土豆、稠的牛奶麦片粥。

(4)25％：炸土豆、稍加烘烤的面食。

(5)含水量无或微量的食物：无汤的肉、鱼、蛋、干酪、黄油、蜂蜜、饼干。

2. 蛋白质　血液透析可丢失一定量的蛋白质和氨基酸，同时有促进蛋白异化作用，造成负氮平衡。因此，血液透析患者应比一般疗法患者摄取更多的蛋白质。血液透析患者若每周可保证透析3次，每次透析4～4.5小时，推荐每日蛋白质摄入量为1.0～1.2克/千克体重，要求2/3以上为高生物效价蛋白质如：蛋清、牛奶、家禽、猪肉、鱼等动物蛋白。这样的

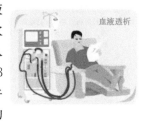
血液透析

优质蛋白比植物蛋白所含人体必需氨基酸多，合成人体蛋白质的利用率高，产生代谢废物（如尿素）少。

蛋白质需求量食谱举例:体重 50 千克患者每天需要 60 克蛋白质。

早餐	1 个鸡蛋	7 克蛋白质
午餐	1 个小鸡腿	21 克蛋白质
晚餐	1 块猪肉(50 克)	21 克蛋白质
总计:		49 克蛋白质

注:以上食谱仅供每周透析 3 次以上患者参考,若每周透析不足 3 次请遵医嘱采用食谱。

3. 糖类　适量糖类可防止体内蛋白质过多分解。

4. 脂肪　包括食物本身脂肪含量及烹调用油。

5. 维生素　补充足够的 B 族维生素和维生素 C。吃新鲜蔬菜、水果或口服维生素 B_1、维生素 B_2、维生素 B_6、维生素 C 及叶酸等。

6. 钾　尽量减少钾离子的摄入。血钾过高会引起心律失常、心脏停搏。

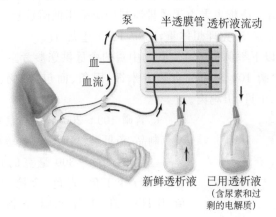

(1)含钾高的食物

①汤汁类:高汤、浓肉汤、鸡精、牛肉汁。

②水果类:香蕉、哈密瓜、樱桃、杏、柠檬、橘子、柿子、香瓜、葡

萄、橙子、杨桃。

③蔬菜类：菠菜、芥菜、苦瓜、干香菇、韭菜、高丽菜、冬笋、海带、金针、木耳、黄豆芽、竹笋、黄花菜、蚕豆、土豆、苋菜、菌菇类。

④其他：豆制品、坚果类、番茄酱、浓缩果汁、紫菜、海带、木耳、银耳、咖啡、运动饮料、巧克力。

（2）降低食物中的钾含量：可通过浸泡、煮沸、超低温冷藏等方法除去食物中的钾。及时监测血钾浓度，并根据尿量随时调整钾的摄入量，以避免血钾过高或过低。

7. 钠　临床上常见一些新患者常常感到口渴难忍，主要原因就是因为没有限制盐。因为钠能潴留水分，食盐多易产生口渴感，增加饮水量。如食物中适当地限制钠盐，可避免口渴，常可自动减少饮水量，可防止水潴留、高血压、充血性心力衰竭及透析中的并发症。所以对于维持性血液透析患者来说，限盐比限水更重要。每日钠盐的摄入量应限制在3～5克，应避免吃含盐高的食物，如加盐调味品、酱菜、腌制食品（咸菜、咸蛋、咸肉、咸鱼）、罐头食品等。

8. 磷　透析患者由于磷排泄减少应采用低磷饮食，每日摄入量≤17毫克/千克理想体重，800～1200毫克/日。

（1）以下举例每100克食物中磷的含量供您参考。

①含磷100毫克的食物有米饭、面条、面包、牛奶、酸奶、鱼饼、鱼丸、干贝、田鸡肉。

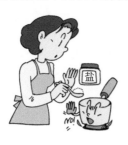

②含磷100～200毫克的食物有豆类及豆制品、鱼贝类、乌贼、章鱼、螃蟹、咸肉。

③含磷200～300毫克的食物有蚕豆、鸡蛋、沙丁鱼、青色、金枪鱼、大马哈鱼、比目鱼、虾、鸡肉、火腿、香肠、核桃。

④含磷300～400毫克的食物有鳝鱼、海胆、（猪、牛、鸡）肝、花生。

⑤含磷400毫克以上的食物有精致干酪、脱脂奶粉、鱼。

（2）以下食物由于含磷量高透析患者应避免或尽量少吃。

①高热量饮料,如美禄、阿华田、好力克等。

②坚果及瓜子。

③奶制品。

④沙丁鱼及江鱼仔。

⑤动物内脏。

⑥豆类、干豆及豌豆。

⑦全麦面包、糠类麦片。

⑧可乐、沙司及植物的根汁饮料。

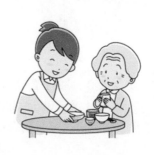

(3)可尝试食用以下替代品。

①不含巧克力及谷物类饮料。

②不含坚果及瓜子的饼干,蛋糕和糖果。

③喝茶及咖啡时加入非奶制品。

④无骨的新鲜肉类和鱼类。

⑤加料的面包或者面包卷。

9. 钙 透析患者应该注意补充钙,需要量为 800~1200 毫克/日。

10. 热量 充足的热量能够抑制蛋白异化并维持理想的体重;若热量不足,食物中的蛋白质就会作为热量来源被消耗。由于蛋白分解代谢加快,糖原异生增加,可产生更多的代谢废物。对维持性血液透析患者,推荐热量摄入并应根据患者的营养状态、血脂浓度和劳动强度适当增减。热量主要由糖类和脂肪来提供,糖类每日摄入量一般为 5~6 克/千克,脂肪每日摄入量一般为 1.3~1.7 克/千克,应多摄取不饱和脂肪酸如植物油,可降低胆固醇、游离脂肪酸和三酰甘油,以免加重动脉硬化。

血液透析患者每日所需热量为 35~45 千卡/千克,当年龄＞60 岁每日只需 30 千卡/千克。热量的食物来源有糖类(米饭、面食、面包、水果、蔬菜)、脂肪(食用油、人造黄油)、蛋白质(肉类、家禽类、鱼、鸡蛋)。

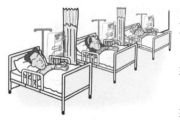

热量需求量食谱举例:50 千克患者需要 1800 千卡/日。

早餐 1 个煎蛋、4 片饼干或 1 盘米粉,一杯咖啡。

午餐 1 只小鸡腿、1 碗米饭、1 盘菜心、1 个苹果、1/2 碗肉汤。

晚餐 1 块猪肉(50g)、1 碗米饭、1 盘菜心、1/2 个芒果、1 杯茶

注:以上食谱仅供每周透析 3 次以上患者参考,若每周透析不足 3 次请遵医嘱采用食谱。

二十四、常见食物各种成分含量的相关表格

常见食物含水量

食物	单位	原料重量（克）	含水量（毫升）	食物	单位	原料重量（克）	含水量（毫升）
米饭	1 中碗	100	240	藕粉	1 大碗	50	210
大米粥	1 大碗	50	400	鸭蛋	1 个	100	72
大米粥	1 小碗	25	200	馄饨	1 大碗	100	350
面条	1 个	100	250	牛奶	1 大杯	250	217
馒头	1 个	50	25	豆浆	1 大杯	250	230
花卷	1 个	50	25	蒸鸡蛋	1 大碗	60	260
烧饼	1 个	50	20	牛肉		100	69
油饼	1 个	100	25	猪肉		100	29
豆沙包	1 个	50	34	羊肉		100	59
菜包	1 个	150	80	青菜		100	92
水饺	1 个	10	20	大白菜		100	96
蛋糕	1 块	50	25	冬瓜		100	97
饼干	1 块	7	2	豆腐		100	90
煮鸡蛋	1 个	40	30	带鱼		100	50

各种水果含水量

水果	重量 （克）	含水量 （毫升）	水果	重量 （克）	含水量 （毫升）
西瓜	100	79	葡萄	100	65
甜瓜	100	66	桃	100	82
番茄	100	90	杏	100	80
萝卜	100	73	柿子	100	58
李子	100	68	香蕉	100	60
樱桃	100	67	橘子	100	54
黄瓜	100	83	菠萝	100	86
苹果	100	68	柚子	100	85
梨	100	71	广柑	100	88

常见食物每 100 克中能量、蛋白质、钾、钠、钙、磷含量表

食物名称	能量 （千焦）	能量 （千卡）	蛋白质 （克）	钾 （毫克）	钠 （毫克）	钙 （毫克）	磷 （毫克）
肉、蛋、奶、米、面							
牛肉(瘦)	444	106	20.2	284	53.6	9	172
猪肉(瘦)	598	143	20.3	305	57.5	6	189
羊肉(瘦)	494	118	20.5	403	69.4	9	196
牛肉干	2301	550	45.6	51	412.4	43	464
牛肉松	1862	445	8.2	128	1945.7	76	74
猪肝	540	129	19.3	235	68.6	6	310
鲫鱼	452	108	17.1	290	41.2	79	193
草鱼	469	112	16.6	312	46	38	203
鲤鱼	456	109	17.6	334	53.7	50	204
带鱼	531	127	17.7	280	150.1	28	191

续表

食物名称	能量（千焦）	能量（千卡）	蛋白质（克）	钾（毫克）	钠（毫克）	钙（毫克）	磷（毫克）
甲鱼	494	118	17.8	196	96.9	70	114
对虾	389	93	18.6	215	165.2	62	228
虾皮	640	153	30.7	617	5057.7	991	582
龙虾	377	90	18.9	257	190	21	221
海参（干）	1097	262	50.2	356	4967.8		94
鸡	699	167	19.3	251	63.3	9	156
鸡蛋	577	138	12.7	98	94.7	48	176
鸭蛋	753	180	12.6	135	106	62	226
松花蛋（鸭）	715	171	14.2	152	542.7	62	165
鸭	1004	240	15.5	191	69	6	122
咸鸭蛋	795	190	12.7	184	2076.1	118	231
鸽	841	201	16.5	33.4	63.6	30	136
牛奶	226	54	3	109	37.2	104	73
酸奶	301	72	2.5	150	39.8	118	85
奶粉（全脂）	2000	478	20.1	449	260.1	676	469
大米	1448	346	7.4	103	308	13	110
糯米（江米）	1456	348	7.3	137	1.5	26	113
小米	1498	358	9	284	4.3	41	229
高粱	1469	351	10.4	281	6.3	22	329
玉米（黄）	1402	335	8.7	300	3.3	14	218
面粉（标准粉）	1439	344	11.2	190	3.1	31	188
面粉（富强粉）	1464	347	10.3	128	2.7	27	114

续表

食物名称	能量 (千焦)	能量 (千卡)	蛋白质 (克)	钾 (毫克)	钠 (毫克)	钙 (毫克)	磷 (毫克)
挂面(标准粉)	1439	472	10.1	157	15	14	153
挂面(精白粉)	1452	347	9.6	122	110.6	21	112
方便面	1975	472	9.5	134	1144	25	80
玉米面(黄)	1423	340	8.1	249	2.3	22	80
淀粉(玉米)	1443	345	1.2	8	6.3	18	25
黄豆(大豆)	1502	359	35.1	1503	2.2	191	465
黑豆	1594	381	36.1	1377	3	224	500
绿豆	1322	316	21.6	787	3.2	81	337
面条(切面)	1172	280	8.5	161	3.4	13	142
大豆淀粉	1427	341	0.5	10	18.2	36	29
豆浆	54	13	1.8	48	3	10	30
豆腐(南)	238	57	6.2	154	3.1	116	90
蔬菜、水果、坚果、茶叶等类							
扁豆	155	27	2.7	178	3.8	38	54
豌豆	121	29	2.9	112	2.2	27	63
黄豆芽	184	44	4.5	160	7.2	21	74
绿豆芽	75	18	2.1	68	4.4	9	37
荸荠	247	59	1.2	306	15.7	4	44
胡萝卜	155	37	1	190	71.4	32	27
白萝卜	84	20	0.9	173	61.8	36	26
土豆	318	76	2	342	2.7	8	40
藕	293	70	1.9	243	44.2	39	58

续表

食物名称	能量（千焦）	能量（千卡）	蛋白质（克）	钾（毫克）	钠（毫克）	钙（毫克）	磷（毫克）
大白菜	63	15	1.4	90	48.4	35	28
大葱（鲜）	126	30	1.7	144	4.8	29	38
葱头（洋葱）	163	39	1.1	147	4.4	24	39
芋头	331	79	2.2	378	33.1	36	55
山药	234	56	1.9	213	18.6	16	34
韭菜	109	26	2.4	247	8.1	42	38
金针菜（黄花菜）	833	199	19.4	610	59.2	301	216
龙须菜（芦笋）	75	18	1.4	213	3.1	10	42
芹菜（茎）	84	20	1.2	206	159	80	38
青蒜	126	30	2.4	168	9.3	24	25
蒜黄	88	21	2.5	168	7.8	24	58
蒜苗	155	37	2.1	226	5.1	29	44
香菜	130	31	1.8	272	48.5	101	49
苦瓜	79	19	1	256	2.5	14	35
圆白菜	92	22	1.5	124	27.2	49	26
油菜	96	23	1.8	210	55.8	108	39
小白菜	63	15	1.5	178	73.5	90	36
香椿	197	47	1.7	172	4.6	96	147
莴苣笋	59	14	1	212	36.5	23	48
菜瓜	75	18	0.6	136	1.6	20	14
黄瓜	63	15	0.8	102	4.9	24	24
西葫芦	75	18	0.8	92	5	15	17

续表

食物名称	能量 (千焦)	能量 (千卡)	蛋白质 (克)	钾 (毫克)	钠 (毫克)	钙 (毫克)	磷 (毫克)
茄子	88	21	1.2	142	5.4	24	2
番茄	79	19	0.9	163	5	10	2
番茄酱(罐头)	339	81	4.9	989	37.1	28	117
柿子椒	92	22	1	142	3.3	14	2
蘑菇(鲜)	84	20	2.7	312	8.3	6	94
紫菜	866	207	26.7	179	710.5	264	350
榨菜	121	29	2.2	363	4252.6	155	41
蘑菇(干)	1054	252	21	122	23.3	127	357
冬菇(干)	887	212	17.8	1155	20.4	55	469
冬瓜	46	11	0.4	78	1.8	19	12
生菜	54	13	1.3	170	32.8	34	27
菜花	100	24	2.1	200	31.6	23	47
菠菜	100	24	2.6	311	85.2	66	47
丝瓜	84	20	1	115	2.6	14	29
西瓜	142	34	0.5	79	4.2	10	13
香蕉	381	91	1.4	256	0.8	7	28
梨(鸭梨)	180	43	0.2	77	1.5	4	14
梨(雪花梨)	172	41	0.2	85	0.6	5	6
梨(莱阳梨)	205	49	0.3	82	1.8	10	8
苹果(国光)	226	54	0.3	83	1.3	8	14
苹果(富士)	188	45	0.7	115	0.7	3	11
橙	197	47	0.8	159	1.2	20	22

续表

食物名称	能量（千焦）	能量（千卡）	蛋白质（克）	钾（毫克）	钠（毫克）	钙（毫克）	磷（毫克）
柿子	297	71	0.4	151	0.8	9	23
蜜橘	176	42	0.8	177	1.3	19	18
鲜枣	510	122	1.1	375	1.2	22	23
干枣	1105	264	3.2	542	6.2	64	51
杏	151	36	0.9	226	2.3	14	15
菠萝	172	41	0.5	113	0.8	12	9
桃（蜜桃）	172	41	0.9	169	2.9	10	21
柠檬	146	35	1.1	209	1.1	101	22
葡萄	180	43	0.5	104	1.3	5	13
葡萄干	1427	341	2.5	995	19.1	52	90
草莓	126	30	1	131	4.2	18	27
哈密瓜	142	34	0.5	190	26.7	4	19
花生仁（生）	2356	563	25	587	3.6	39	324
花生仁（炒）	2431	581	24.1	674	445.1	284	315
核桃	2613	627	14.9	385	6.4	56	894
茶叶（龙井）	1293	309	33.3	2812	54.4	402	542
茶叶（绿茶）	1238	296	34.2	1661	28.2	325	191
麦乳精	1795	429	8.5	355	177.8	145	218
酱油	264	63	5.6	337	5757	66	204
醋	130	31	2.1	351	262.1	17	96
白醋	13	3	0.1	12	225.9		

日常食物含糖量表

含糖量	食物	含糖量	食物
1％	南瓜、紫菜、生菜	2％	菠菜、芹菜、小白菜、小青菜、番茄、冬瓜、黄瓜
3％	大白菜、青菜心、韭黄、豌豆苗、茄子、酸菜、豆腐	4％	绿豆芽、油菜、韭菜、春笋、茭白、花菜、空心菜、西瓜、扁豆
5％	小葱、青蒜、辣椒、丝瓜、韭菜花、酱豆腐	6％	白萝卜、冬笋、黄豆芽、豆腐干、桃、枇杷、豆芽
7％～8％	香菜、毛豆、黄胡萝卜、红胡萝卜、葱头、樱桃、柠檬	9％～10％	榨菜、蒜苗、杏子、葡萄、柚子、豆腐皮
11％～12％	柿子、沙果、橘子、梨、橄榄、豌豆	14％～17％	荔枝、山药、苹果、土豆、石榴、西瓜子
18％～20％	香蕉、红果、甘蔗、哈密瓜	50％～60％	切面、烙饼、油饼、巧克力、柿饼
70％～80％	米、面、玉米面、蜜枣	85％	粉条、粉丝

平衡饮食宝塔图

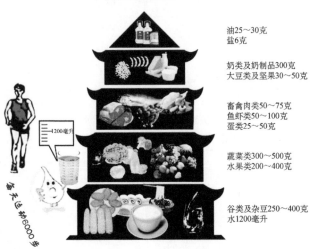

油25～30克
盐6克

奶类及奶制品300克
大豆类及坚果30～50克

畜禽肉类50～75克
鱼虾类50～100克
蛋类25～50克

蔬菜类300～500克
水果类200～400克

谷类及杂豆250～400克
水1200毫升

每天走约6000步

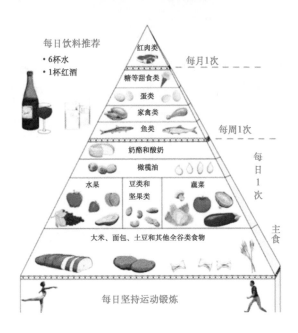

每日饮料推荐
· 6杯水
· 1杯红酒

红肉类　　　　每月1次

糖等甜食类

蛋类

家禽类

鱼类　　　　每周1次

奶酪和酸奶

橄榄油

水果　豆类和坚果类　蔬菜

大米、面包、土豆和其他全谷类食物

每日1次

主食

每日坚持运动锻炼

第 3 章

心血管病患者运动健康指导

一、合理运动的好处

1. 运动可以扩张外周血管,降低交感神经兴奋性,达到降低血压的效果。

2. 运动可以消除体内多余脂肪,尤其是腹部的脂肪,减轻体重。

3. 运动可以改善血脂代谢紊乱。

4. 运动可以加强心肌收缩力,促进血液循环,改善心肌代谢状况。

5. 运动可以增加肌肉组织对葡萄糖的利用,从而降低血糖。

6. 运动可以提高胰岛素受体的亲和力,提高胰岛素的敏感性,改善胰岛素抵抗。

7. 运动可以增加呼吸肌的力度及肺活量,改善肺的通气功能。

8. 运动可以改善消化功能的相互调节,增加胃肠蠕动,减少腹胀,便秘。

9. 运动可以增加骨钙的含量,防止骨质疏松。

10. 运动可以减少和延缓各种疾病的并发症发生和发展。

11. 运动可以延缓衰老期,使人精神愉快,增加生活情趣和对生活的自信心。

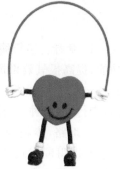

二、运动的注意事项

1. 锻炼必须要做好准备活动,如先做头部、手脚和全身运动 5 分钟。结束运动后,还需漫步 5 分钟。

2. 最好选择早上日出后、下午或晚上锻炼,春冬季节不提倡清晨锻炼。

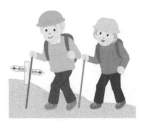

3. 天气冷、湿度大的天气不要户外运动。

4. 如要早上运动,一定要吃早餐。

5. 避免餐后 1 小时内进行运动。

6. 要注意安全,年龄大的病友要注意避免摔伤。

7. 避免剧烈活动,如快跑、举重。

8. 如运动中出现胸闷、心搏快、头晕等不适,应立即停止活动,就地休息。

9. 有心绞痛的,外出活动要备药物。

10. 中青年病友,要避免急于求成的想法,应长期坚持锻炼身体。

三、运动方式

1. 步行 步行简便易行,宜在优美环境中进行,对改善心肺功能,提高摄氧效果最好。开始可每次步行 15～20 分钟,中间休息 1～2 次,每次 3～5 分钟;以后可逐渐增加步行速度和持续时间,步行 30 分钟,可休息 5 分钟,每日 2 次,持之以恒。步行时应选择平坦路,步幅均匀,步态稳定,呼吸自然,防止跌跤。慢跑虽然容易取得锻炼效果,也有一些步行、跑步交叉进行的运动形式,但因其外伤较多,也曾有猝死的报道。因此,对老年人、心功能有明显损害、体质较差者,不采用该方法。

2.骑自行车　在我国几乎家家有车,人人会骑,可结合上下班进行锻炼,或使用功能自行车在室内进行运动。

3.游泳　体力较好,原来会游泳,具有条件,能长期坚持者,可以进行游泳锻炼。据报道,游泳可以使细胞摄氧量增高,游泳前要做好准备活动,以免引起肌肉痉挛和心绞痛发作。

4.体操　应用体操进行康复由来已久。大家可以买有关的音像制品来学习。体操不受场地、气候影响,非常适合老年人。

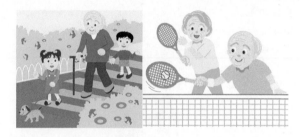

5.太极拳　太极拳动作疏松自然,动中有静,并配合一呼一吸的规律呼吸,可达到全身运动。

6.其他　还可以选择快走、登山、打乒乓球、门球、跳舞、扭秧歌等运动。

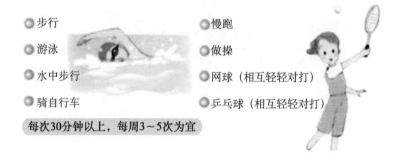

● 步行　　　　　● 慢跑
● 游泳　　　　　● 做操
● 水中步行　　　● 网球(相互轻轻对打)
● 骑自行车　　　● 乒乓球(相互轻轻对打)

每次30分钟以上,每周3~5次为宜

消耗 200 千卡的运动量

运动类型	时间
走	48 分钟
慢跑	24 分钟
游泳	9 分钟
自行车	42 分钟
轻体操	65 分钟
高尔夫球	42 分钟
排球	17 分钟
乒乓球	23 分钟
网球	24 分钟
家务和驾驶	120 分钟

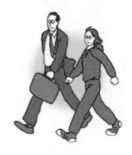

消耗 80 千卡需要的运动量

运动类型	时间
走（慢速的）	27 分钟
走（快速的）	12 分钟
游泳（慢速的）	9 分钟
自行车（慢速的）	17 分钟
高尔夫球	17 分钟

四、行走的基本知识

　　轻松活跃的身体活动会激活身体功能,此时能量消耗增加,并且糖和脂质的代谢变得活跃,从而可以减少内脏脂肪的预期水平。其结果是血脂水平、血糖水平和血压水平都得以改善,从而预防与生活方式有关的疾病。此外,提高体能及运动所消耗的能量增加在对与生活方式有关的疾病的预防中也是有效的。不恰当的运动习惯则会有损健康。首先,在日常生活中逐渐增加活动量很重要。例如,做家务和步行上下班时就是活动的好时间,这就可以让很多人都轻易地在日常生活中得到运动。对于"走"而言,特定工具和场所都不是必需的。可以说,它是一个最简单易行的运动,你可以根据个人的生活方式和身体素质来进行练习和坚持。为了获得锻炼的习惯,让我们现在就走起来吧。

　　1. 行走的效果

　　(1)脂肪燃烧,改善血脂、血糖和血压,预防疾病。

　　(2)改善心肺功能。

　　(3)增强体力。

　　(4)增加血管弹性。

　　(5)强健骨骼。

　　(6)活跃大脑运转。

　　(7)缓解压力等。

　　2. 可以提高步行效果的几点事项

　　第一点:以正确的形式行走。

　　(1)行走的基本形式。

　　(2)注意脚的动作。

　　(3)在坡道上要注意:在坡道或山路上行走与在平坦的道路上行走是不一样的。在坡道上,为了保持平衡,我们应尝试减小步幅,应小碎步行走。在陡坡上行走对踝关节和膝关节的负担较

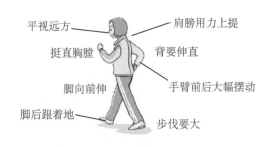

平视远方
挺直胸膛
脚向前伸
脚后跟着地

肩膀用力上提
背要伸直
手臂前后大幅摆动
步伐要大

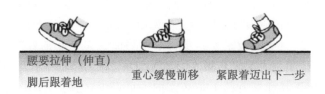

腰要拉伸（伸直）
脚后跟着地　　　　　重心缓慢前移　　紧跟着迈出下一步

大,此时应将步子向左右两边分开。上坡时背应伸直并稍稍前
倾;下坡时则应稍稍后仰。前行时也应一步一步缓慢踏实地走。
特别值得注意的是,在下坡的时候对膝关节和踝关节的负担增
加,很容易造成关节损伤,而且下坡时速度加快,所以更应努力尝
试"小碎步样"的行走方式,一步一步地慢慢前进。

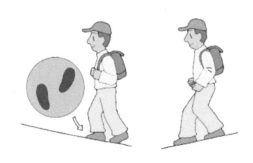

第二点：选择合适的鞋。

就行走而言，即使没有特殊的工具也能进行，但是为了减少对腰部和膝关节的负担及安全的行走，选一双合脚的鞋还是很重要的。选了一双新鞋时应尽量注意以下几点，并且应当试穿。

所选的鞋要
大小轻重都合适

鞋跟部分应有良好
的弹性以减轻膝关
节的负担

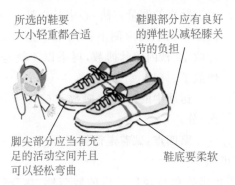

脚尖部分应当有充
足的活动空间并且
可以轻松弯曲

鞋底要柔软

第三点：以合适的步伐行走。

(1)确定一个行走目标

①第一阶段的目标：在一般的步速下连续行走 20 分钟。

❧ 走的时候应有身心舒畅的感觉，但未感到吃力。

❧ 走的时间至少要 10 分钟，以 20 分钟为目标。

没有疲劳感，没有感到吃力，说明现在的身体状况能够完成前述的目标。

②第二阶段的目标：比较快的步速连续行走 20 分钟。

❧ 走的时候要稍稍出汗，微微气喘。

❧ 目标是从一开始的尚不感到吃力的时间开始，一直至 20 分钟。

 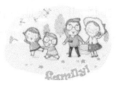 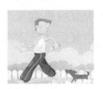

(2)把运动的步数记录下来:学会使用计步器及脉搏测量。在运动过程中,心率(＝脉率)会增加。为了了解适合你的合理运动强度,应该测量运动后的脉率。有学者认为,目标脉率数是对行走效果评价的更好的指标。

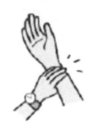

脉率的测量方法:心率是心脏 1 分钟内搏动的次数。在手腕内侧上方用三个指头触摸脉搏,并计数 15 秒内的脉搏数,再乘以 4 就是 1 分钟的脉搏数了。

运动中的目标脉搏数＝(170－年龄)(单位:次/分)

第四点:试着走得更安全。

(1)注意事项

①为了防止事故和减轻运动后的疲劳感,热身运动和(运动后的)整理运动是必要的。

②对于有慢性疾病的人,如腰痛和膝关节疼痛,开始运动前应咨询医生和体育方面的专家。在运动后或运动过程中发生强烈的疼痛时,请立即停止运动。

③如果有心血管系统方面的慢性疾病,因为运动可以使血压突然增高,所以在开始运动前应咨询医生或运动指导方面的专家,并检查身体状况和运动前的血压;如果在运动中有任何不适,请立即停止运动。

④我们应根据当天的身体状况来调整运动量和运动强度。

⑤如果在夏季室外和高温场所进行运动,应非常小心脱水和中暑的发生,在运动前、运动中和运动后都应保证水分充足摄入。

⑥衣着应根据天气选择,并要保证身体可以自由灵活的活动。推荐穿运动鞋,可以减轻脚踝或膝盖的负担。

膝关节弯曲和伸展　伸腿压腿　　　上身前后屈　　　　侧弯腰

上身旋转　　　拉伸背部　腕踝关节旋转　轻轻跳跃　深呼吸

| 脚 | 小腿 | 大腿背侧 | 大腿前侧 | 大腿内侧 |

| 体干 | 臀腰部 | 上背部 | 头部 |

| 肩·腕 | 肩 | 上臂 | 手腕 |

热身运动图解

（2）拉伸运动时的注意事项

①建议活动时不要屏住呼吸。

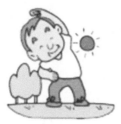

②进行 20～30 秒的时间,并可逐渐延长。

③拉伸的程度要适当,不要产生疼痛感。

④要去感受拉伸部分的肌肉的感觉。

第五点:习惯于步行。

(1)使身体适应步行的六点建议

①请记住一段时间内的步数,如 10 分钟走了 1000 步,学会使用计步器。

②请记住生活中某些行为中的步数,比如在超市购物时走了多少步,上下班时走了多少步等。

③一开始不要太过迫不及待。如果你想走 4000 步,那么从每天走 1000 步开始,用 3 个月的时间慢慢增加到走 4000 步,效果将是非常好的。

④不需要连续地走。可以尝试 1 天合计走 10000 步(即 1 周合计 7 万步)。

⑤可以通过日常生活中的机会多多行走。

⑥请记住步行的目的。假日的时候去公园或者参观历史古迹也都是很好的。

(2)在日常生活中增加步数的一些别出心裁的例子

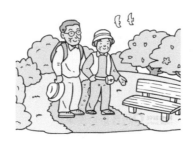

①在公司的楼里分时段地走一走。

②上下班的时候提前一站下车走着去。

③不开车而是骑车或者走路出门儿。

④周末的时候走上 20～30 分钟。

（3）保持长期步行的一些别出心裁的方法

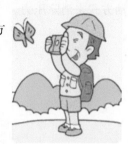

①全家齐上阵。

②向着目标走起。

③对步行的事儿做做记录。

④感受一下走起来的变化。

⑤参加步行爱好者大会。

五、健康瘦身小贴士

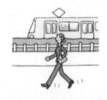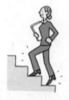

1. 养成每周运动 3 次以上的习惯　定期活动筋骨，可逐渐刺激新陈代谢。身体习惯后，运动对心脏形成的负担也随之减少。

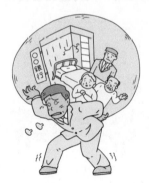

2. 别累积压力　压力是暴饮暴食、狼吞虎咽的根源,可用运动方式来消除压力。

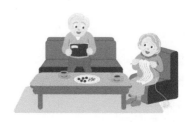

3. 多找时间放松　保持悠闲,让身心都放松。

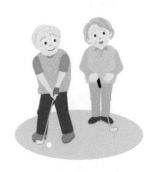

4. 不做太费力的运动　用力过猛会使血压上升,增加心脏负担,所以要避免。

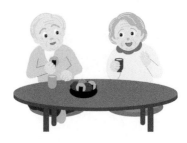

5. **不过度节食**　靠节食瘦下来会弄坏身体,一旦饮食恢复立即复胖。

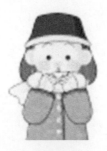

6. **保暖**　身体受凉新陈代谢会变差,不容易瘦下来。

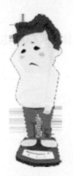

7. **定期测量体重**　除了能了解体重降了多少,还可提醒自己距离目标还有多远。

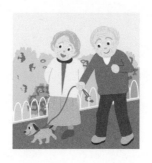

8. 日常生活中尽量找机会活动身体　身体多动就能促进身体新陈代谢，也能增加热量的消耗。

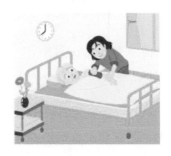

9. 睡眠充足　让身体休息，心脏也能得到放松。

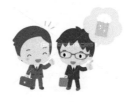

10. 控制饮酒　一不小心喝多了就会摄取过多的热量，也容易吃太多下酒菜。

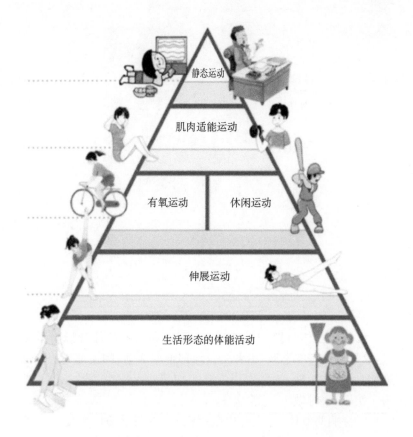

静态运动

肌肉适能运动

有氧运动　　休闲运动

伸展运动

生活形态的体能活动

六、造影或介入术后的运动指导

1. 介入手术后活动时间安排

（1）股动脉插管术后

①术后回病房后伸直插管侧下肢，避免弯曲，以预防术侧肢体出血。

②股动脉穿刺局部要用沙袋压迫 6 小时，术侧下肢制动 6～8 小时，保持伸直无弯曲，防止穿刺处出血。

— 111 —

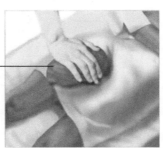

用沙包在导管进入处压迫止血

心血管导管术后

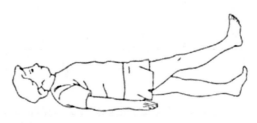

③健侧肢体可以主动活动,为预防穿刺侧肢体静脉血栓形成,家属协助按摩下肢,患者要做踝部伸曲活动,脚尖部用力向远处伸直保持 10 秒,然后再用力向头侧屈曲保持 10 秒,一伸一曲为 1 次,每小时做 10~15 次。

④穿刺侧肢体 24 小时内限制活动,以利于伤口恢复。24 小时后伤口换药解除限制,如局部无出血及血肿可床上翻身。下床、床边坐、床边站、床边活动、室内活动、室外活动,依次逐渐增加活动量。

⑤穿刺股动脉者 1 周内避免用力蹲起、骑自行车、剧烈运动,防止出血。排便时,请用手掌用力按压住穿刺部位,防止用力排便导致穿刺部位出血。出院后如下肢感觉异常、穿刺部位出血、肿胀要及时就医。

(2)桡动脉置管术后

①腕部平直制动或抬高前臂放于胸前,避免大幅度运动,自

然放松,不要紧握拳头,不做支撑动作。避免用手撑床、端碗等。为减轻肿胀可做手指的抓握活动。一般 24 小时可解除加压。穿刺点保持清洁干燥,勿揉抓,避免腕关节剧烈过度曲伸活动。

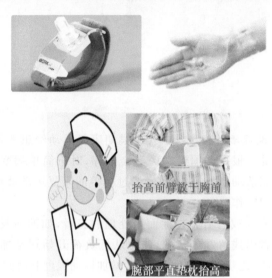

②术后 1～2 天不要拿重物,不要进行重体力活动。1 周内勿在穿刺侧行穿刺、测血压等增加肢体压力的操作。

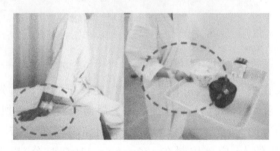

③急性心肌梗死行急诊 PTCA 患者,应根据病情康复情况遵医嘱下床活动。

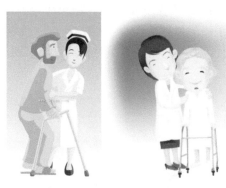

2. 出院后活动指导　介入后早期康复运动给患者带来越来越多的益处。根据美国运动医学会推荐,对于简单病变患者,不必严格限制活动量,一部分患者经过简单的康复运动就可以恢复日常非体力工作。

复杂病变或者有并发症而未处理的患者,如期前收缩、心力衰竭及血管内残留部分病变,注意从低负荷开始逐渐加量,逐渐改善心功能,逐步提高速度和时间,增加运动强度和时间。

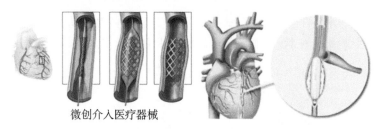

微创介入医疗器械

建议在下午运动,如有晨运习惯,建议早起洗漱后先喝一杯温水(不能冷也不要热),5分钟后才去晨运。晨运忌激烈,保持运动强度的方法为:无论何时运动,心率的控制标准为170－年龄。如为60岁的人,应该控制在 170－60＝110(次/分)以下。晨起时,醒来时不要马上起身和下床,应该先清醒5分钟左右再坐起,然后用双手搓面部,并轻拍四肢,然后再下地。运动方式包括步行、慢跑、太极拳、骑自行车等有氧运动。避免剧烈运动,避免竞技性活动。经 2～4 个月体力活动锻炼后,酌情恢复部分或轻工作,以后部分患者可恢复全工作。但对重体力劳动、驾驶员、高空作业或工作量过大的工种应予以更换。不宜做易造成精神紧张的工作。

3. 射频消融术(RFCA)后活动指导

(1)术后穿刺静脉平卧 12 小时,穿刺动脉平卧 24 小时,沙袋压迫 2～6 小时,患肢平伸制动 12～24 小时,不能弯曲。

(2)心电监测 24 小时。

(3)大部分患者在第二天就可以下地活动。

(4)术后 8～10 天避免剧烈活动。保持排便通畅,防止腹内压增高。

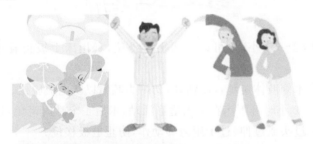

4. 永久起搏器置入患者活动指导

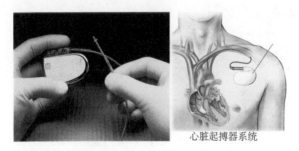

心脏起搏器系统

(1)住院期间

①术后 1～3 天,患者应绝对卧床休息。伤口局部以沙袋加压 12～48 小时,观察伤口有无出血、渗血,红肿疼痛等,及时发现

出血、感染等并发症。

②24 小时后在医生护士指导下可略向左侧卧位,尽量减少翻身次数,禁止右侧卧位以避免因电极移动而造成电极脱位。除患侧肩肘关节制动外,卧床期间屈膝、双膝,活动臀部,定时翻身、按摩,勤擦洗,防止压疮。

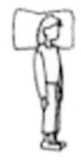

③24～48 小时,床头可以抬高 30°。

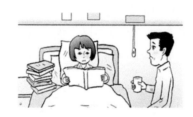

④48～72 小时,可以在床上半坐位,利用床上饭板看报纸、看书。

⑤术侧肢体避免过度活动,勿用力咳嗽以防电极脱位。

⑥72 小时可下床在室内适当活动,术后 1 个月内避免术侧手臂举高过头或过伸、过于用力等动作,防止电极移位。

⑦1 个月以后可使上肢越过头摸到对侧耳垂,3 个月内禁止做扩胸运动。

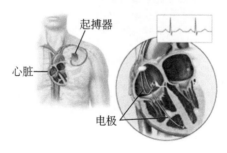

(2)出院之后

①逐渐锻炼抬臂、扩胸等运动,直至手臂可举过头顶摸对侧

耳垂。锻炼时应循序渐进,不可操之过急。避免做重复、剧烈的甩手动作及肩部负重,装有起搏器的一侧上肢应避免做用力过度或幅度过大的动作(如打网球、举重物等),以免影响起搏器功能或使电极脱落。

②置入起搏器后运动

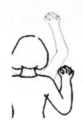

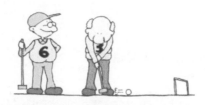

a.宜:散步、高尔夫、游泳池中走步。

b.禁:打网球、举重物(用力过度,幅度过大)、俯卧撑,吊单杠(运动力度靠近起搏器位置)、马拉松、竞走(活动量过大,心脏不能像正常人一样根据活动量大小进行调节)。

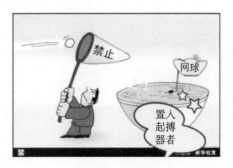

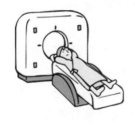

c.活动时注意环境场地的选择。避开能产生低频振动的设备,如电钻、按摩器、电台发射车、高压电厂、变压器、医院的磁共振及颠簸的交通工具等。

d.洗澡水温过热或桑拿浴对起搏器功能不会有直接影响,但是洗得时间过长会增加心脏的负担。所以,洗澡时间应以 10～20 分钟为宜。

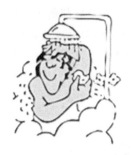

　　e.置入起搏器后,开车时请准备一个抱枕,以防突然刹车,使起搏器撞到方向盘。

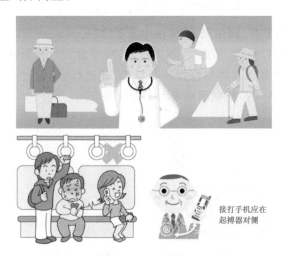

接打手机应在起搏器对侧

七、急性心肌梗死患者的运动指导

　　1. 住院期间活动指导　急性心肌梗死患者,出于对心脏的保护,临床上主张患者必须绝对卧床休息 1 周左右,以待坏死的心肌形成瘢痕愈合,因而要求在此期间严格限制包括洗澡、更换衣服和自己进食等一切体力活动,以防出现室壁瘤或心脏破裂。但是长期卧床会增加血栓形成、肌肉萎缩、肺部感染的机会,因此在住院期间,可以进行一定的康复运动,这就是康复 I 期。活动要循序渐进,既不能操之过急、过分活动,也不能因担心病情再发而不活动。具体包括以下阶段。

第一阶段:第 1~3 天,绝对卧床休息,进食、排便、洗漱、翻身等活动由他人协助完成。

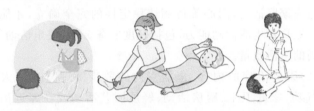

第二阶段:第 4~6 天,卧床休息,可进行上下肢的被动和主动运动,如绷脚尖等。无并发症时,可开始由床上坐起,逐渐过渡到坐在床边或椅子上,每次 20 分钟,每日 3~5 次。坐起时深呼吸。

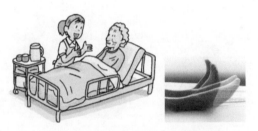

第三阶段:自第 2 周起,开始在床边、病室内走动,在床边完成洗漱等个人卫生活动。根据病情和对活动的反应,逐渐增加活动量和活动时间。

第四阶段:第 3~4 周,可试行进行上下楼梯的活动。经过本阶段运动康复,效果明显者可达到按正常节奏连续行走 100~200米或上下 1~2 层楼而无症状和体征出现的水平。

2. 出院后活动指导　急性心肌梗死出院后康复又称冠心病

康复Ⅱ期。

（1）Ⅱ期的康复目标：是逐步恢复一般日常生活活动能力,包括轻度家务劳动、娱乐活动等,从出院开始至病情稳定性完全确立为止,时间为5～6周。康复Ⅱ期是由于在心肌瘢痕形成之前,患者病情仍然有恶化的可能性,若进行较大强度的运动危险性仍较大。因此,患者在此期康复治疗主要是保持适当的体力活动,逐步适应家庭活动,耐心等待病情稳定性的完全确立,才能逐步恢复一般日常生活活动能力,包括轻度家务劳动、娱乐活动等,达到较高的生活质量。

（2）康复治疗的内容：包括室内外散步、医院体操（太极拳等）、气功、家庭卫生、厨房活动、轻度园艺活动或在邻近街区购物。活动强度为最大心率的40％～50％（最大心率为170－年龄）。

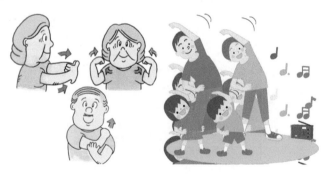

3. 急性心肌梗死患者不宜运动的情况

（1）急性心肌梗死抢救期间或急性心肌梗死发生后3天内。

（2）休息时仍有心前区不适或气促。

（3）三支冠状动脉严重狭窄者。

（4）不稳定型心绞痛近期频繁发作者。

（5）急性心肌梗死伴并发症者。

八、心力衰竭患者的运动指导

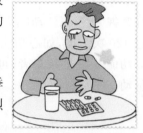

充血性心力衰竭(CHF)患者往往谨小慎微,不敢运动。其实多数患者可以通过有规律的运动明显改善心功能和生活质量,还能减少死亡的危险。

1. 病情到什么程度可以活动

(1)在你剧烈活动时出现胸闷、心悸时提示心功能Ⅰ级,就要避免参加剧烈活动,如爬山、跑步等。

(2)在你一般体力活动时,出现胸闷、心悸时提示心功能Ⅱ级,就要限制体力劳动,增加休息时间,要选择缓慢不过分用力的运动,如步行、慢跑、气功、太极拳。

(3)在你低于一般体力劳动时,出现胸闷,心悸时提示心功能Ⅲ级,就要增加卧床时间,日常生活自理。

(4)在你卧床时出现胸闷、心悸时提示心功能Ⅳ级,就要绝对卧床休息,一切生活由他人照料。卧床时应尽量减少活动量,但并非躺在床上不动,可经常做腿部肌肉的松弛及收缩动作。

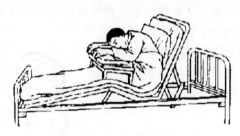

2. 心力衰竭患者活动时需注意什么

(1)心情舒畅:情绪沉闷,精神压力过大,可增加心脏负担,加重心功能不全,影响心脏健康。

（2）动静结合：合理安排作息时间，坚持每天午休1小时左右。适当的活动，一方面可避免形成压疮和静脉血栓，另一方面可以提高心功能储备力，增强抗病能力。在运动时，患者应掌握"度"，以活动时不感到疲乏、活动时提高心率每分钟不超过120次为度，如心功能Ⅰ级患者，可以慢跑、打太极拳、做操。心功能Ⅱ～Ⅲ级患者，可以到室外平地散步，做些力所能及的活动。

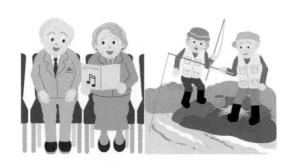

（3）室内温度恒定：冬季最好在20℃左右，夏季使用电扇时应避免直接吹风，使用空调时注意室内外温度差不宜过大。

（4）室内通风：冬季室内每日至少通风2次，每次半小时，但要注意自身保暖，避免空气对流时引起感冒。

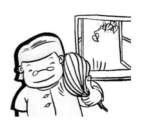

3. 以下患者需咨询医生后进行活动

（1）最近1～3日体重增加1.18千克以上。

（2）持续或间歇的升压药物治疗中。

（3）运动时收缩压下降。

(4)心功能Ⅳ级。

(5)安静或活动时重度心律失常。

(6)卧位安静时心率 100 次/分以上。

(7)存在可能加重病情的因素。

4. 以下患者绝对不可以随意运动

(1)最近 3～5 天安静、劳作时乏力、气短。

(2)低强度活动即有明显的缺血。

(3)糖尿病控制不良。

(4)急性全身性疾病或感染。

(5)近期有栓塞疾病。

(6)血栓性静脉炎。

(7)活动性心包炎或心肌炎。

(8)三度房室传导阻滞未安装起搏器。

(9)有必要外科治疗的反流性瓣膜病。

(10)3 周以内的心肌梗死。

九、高血压患者的运动指导

1. 运动疗法对高血压患者的作用
降低血压,改善自觉症状,改变血流动
力学,减少高血压病的发生。

2. 运动疗法降低血压的作用
机制

适当的体育运动,有助于

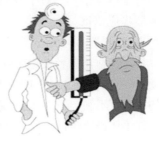

(1)坚持运动可使高血压病患者
情绪安定,心情舒畅,能加强大脑中枢
的调节功能,使全身处于紧张状态的
小动脉得以舒张,从而促使血压下降。

(2)坚持运动可使肌肉血管纤维逐渐增大增粗,冠状动脉的
侧支血管增多,血流量增加,管腔增大,管壁弹性增强,这些改变

均有利于血压下降。

（3）运动能产生某些化学物质,这些化学物质进入血液后,能促使血管扩张,血液循环加快,并有利于血液中胆固醇等物质的清除,使血管保持应有的弹性,因此可有效延缓动脉硬化的发生和发展,防止高血压病的加重。

（4）坚持运动可调整自主神经功能,降低交感神经的兴奋性,改善血管的反应性,引起外周血管的扩张和血压下降。

3. **高血压患者可以选择的运动形式** 高血压患者运动方式要选择有氧运动。有氧运动是指需要耗氧的运动,多为大肌肉群的运动,强度小、节奏慢、运动后心搏不过快、呼吸平缓的一般运动。

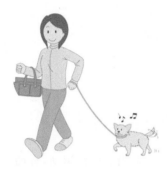

（1）散步:几乎对所有的高血压患者均适用。在清晨、黄昏或临睡前进行,每天 1～2 次,每次 10～30分钟。散步又称为慢走,分为慢速、中速和快速三种。

①慢速:每分钟 60～70 步。

②中速:每分钟 80～90 步。

③快速:每分钟 90 步以上,每小时步行 4 千米。对于合并心、脑、肾病变的高血压患者,选择快速散步应慎重。

（2）慢跑

①高血压患者慢跑前后的注意事项:高血压病患者进行慢跑运动前,应略微减少一些衣裤,等跑热之后再减去一层衣裤,过凉过热均对病情不利。慢跑之前,应先进行准备活动 3～5 分钟,如先做片刻徒手体操或步行片刻,以使心脏及肌肉、韧带逐渐适应一下,再逐渐过渡到慢跑。慢跑结束前,应逐渐减慢速度,或改为步行,使生理活动逐渐缓和下来,切忌突然停止,静止不动,以免慢跑时集中在四肢的血液难以很快循环到大脑和心脏,导致心、脑暂时性缺氧

而出现头晕、眼花、恶心呕吐。慢跑结束后,应及时用干毛巾擦汗,穿好衣服,若洗浴的话需休息 15 分钟后进行。对于有心、脑、肾并发症及年龄过大的高血压病患者,不提倡慢跑运动。

②慢跑的正确姿势:慢跑的正确姿势是两手微微握拳,上臂和前臂弯曲成 90°左右,上身略向前倾,全身肌肉放松,两臂自然前后摆动,两脚落地应轻,一般应前脚掌先落地,并用前脚掌向后蹬地,以产生向上向前的反作用,有节奏地向前奔跑。如在泥土地、塑胶跑道上进行慢跑,也可采用全脚掌落地的方法,这样下肢不易疲劳。慢跑时最好用鼻呼吸,如果鼻呼吸不能满足需要时,也可口鼻并用,但嘴巴不宜张得过大,用舌尖顶着上腭,以减少冷空气对气管的刺激。呼吸的频率可顺其自然,不可人为地屏气。

(3)其他适当项目:高血压病的体育疗法项目很多,除了散步、慢跑之外,还有打门球、乒乓球、羽毛球、爬山、游泳、打猎、太极拳等,高血压病患者可根据自己的病情、年龄、体力、爱好等情况进行选择,但以体力负担不大,动作简单易学,不过分低头弯腰,动作缓慢有节奏,竞争不激烈的项目为首选。

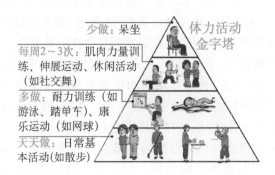

4. 高血压患者运动时注意事项

(1)掌握适应范围:严重的高血压病伴有明显的头晕、目眩的患者暂时不宜参加体育锻炼;高血压病已经发生心、脑、肾并发症,如已经合并有高血压心脏病、冠心病、不稳定型心绞痛、6个月内发生过心肌梗死、严重心律失常的患者应停止采用运动疗法。

(2)把握好运动量:运动量的指标是患者的自我感觉及活动时的心率。

正常人的心率是每分钟60~90次。运动时的适宜心率可用170一年龄达到得数来计算。

如65岁的高血压病患者在运动时的适宜心率为每分钟170－65次＝105次左右,最多不宜再超过20次,即每分钟不得超过125次,否则可判为运动量过大。像长跑、长拳、足球、篮球等项目运动时的心率都在每分钟140~150次,所以均不适宜高血压病患者。

(3)做到循序渐进、持之以恒:由于大多数高血压病患者为中老年人,过去大多没有体育锻炼的习惯,所以在进行体育锻炼时,开始的运动量要小,锻炼的时间不宜过长,应循序渐进,根据病情和体力逐渐增加运动量。

5. 高血压患者的24小时　如果您不幸患了高血压,千万不要着急。只要能科学地安排每天的24小时、注意保健,轻症可不治自愈,即使严重高血压,也会提高药物治疗的效果。

(1)缓慢起床:早晨醒来,不要急于起床,先在床上仰卧,活动一下四肢和头颈部,使肢体肌肉和血管平滑肌恢复适当张力,以适应起床时的体位变化,避免引起头晕。然后,慢慢坐起,稍活动几次上肢,再下床活动,这样血压不会有大波动。

(2)温水洗漱:过热、过凉的水都会刺激皮肤感受器,引起周围血管的舒缩,进而影响血压。30~35℃的温水洗脸漱口最为适宜。

(3)饮水一杯:漱口后饮白开水一杯,既有冲洗胃肠道的作用,又可稀释血液,降低血液黏稠度,通畅血液循环,促进代谢,降低血压。

（4）适当晨练：高血压患者不宜做剧烈运动，跑步、登山均不可取，只宜散步、柔软体操、打太极拳，可增强血管的舒缩能力，缓解全身中小动脉的紧张，有利降压。

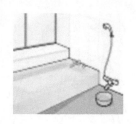

（5）耐心排便：切忌排便急躁、屏气用

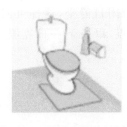

力，那样有诱发脑出血的危险。要坐便，这样可持久，蹲位易疲劳。如有习惯性便秘，要多吃蔬菜、水果和纤维素多的食物，可用些缓泻药，克服排便困难。

（6）早餐清淡：一杯牛奶或豆浆，两个鸡蛋或两片面包、或半个馒头，清淡小菜即可。不可过饱，也不可不吃。

（7）中午小睡：午饭要丰盛些，有荤有素，但不宜油腻，同样不可过饱。餐后稍活动，应小睡一会儿（半小时至1小时）。无条件睡时，可坐在沙发上闭目养神或静坐，这样有利于降压。

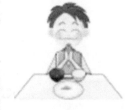

（8）晚餐宜少：晚餐宜吃易消化性食物，除干饭外，应配汤类，不要怕夜间多尿而不敢饮水或进粥食。进水量不足，可使夜间血液黏稠，促使血栓形成。

（9）娱乐有节：睡前看电视不要超过1～2小时，座位要适宜

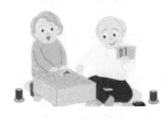

舒服，勿太疲劳；下棋、打扑克、打麻将要限制时间，特别要控制情绪，不可过于认真、激动。切记不要赌钱，劣性娱乐反而会使血压升高。切记不能随意发脾气，要保持良好的心情。

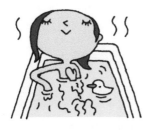

(10)安全洗澡:每周最少洗澡一次,但要特别注意安全,尤其在大浴池中,要防止跌倒,水不要过热,不要浸泡时间过长。

(11)睡前泡脚:按时就寝,上床前用温水泡脚,然后按摩双足及双下肢,促进血液循环。入睡前闭目静坐,这样可回忆一下全天的活动,找出对健康不利的缺点,以备下一日克服。自然入睡,尽量少用或不用催眠药。

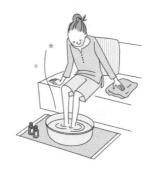

十、冠心病患者的运动指导

冠心病的运动康复可分为三期,即急性心肌梗死住院期康复(Ⅰ期)、急性心肌梗死出院后康复(Ⅱ期)和慢性冠心病或慢性期康复(Ⅲ期)。

冠心病Ⅰ期、Ⅱ期活动指导详见"急性心肌梗死患者的运动指导"。

1.Ⅲ期康复训练遵循5原则 在康复Ⅲ期训练中要遵循以下5个基本原则。

(1)个体化原则:因人而异地制订康复方案;但要注意:①禁止屏气用力活动,如举重、拔河、推重物等。②运动时如有任何不适应立刻休息(必要时先服药)。

(2)循序渐进原则:培养逐日运动的习惯,每次运动 20～60分为宜,可渐进增加。

(3)持之以恒原则:冠心病患者康复运动需要长期锻炼,不可能一劳永逸。

(4)兴趣性原则:兴趣可以提高患者参与并坚持康复治疗的主动性和顺应性,不致枯燥无味。

(5)全面性原则:冠心病的康复绝不仅仅是心血管系统的问题。对患者要从整体看待,机体要进行全面康复。

2. 冠心病患者康复活动注意事项

(1)选择适当的运动,避免竞技性运动。即运动的强度不会引起胸闷、胸痛、心慌、气急等症状。

适量运动——"三、五、七"

"三"指每次步行 30 分钟 3 千米以上。

"五"指每周至少有 5 次的运动时间。

"七"指中等度运动,即运动到年龄加心率等于 170。

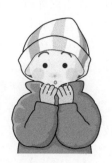

(2)寒冷和炎热气候要相对降低运动量和运动强度,避免在阳光下和炎热气温时剧烈运动,上坡时要减慢速度。

(3)餐前餐后不宜活动。原则上在餐后2 小时以内不锻炼,运动后 1 小时内不进餐或饮浓茶。

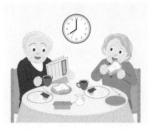

(4)运动时如发现下列症状,应停止运动,及时就医,如上身不适(包括胸、臂、颈或下颌,可表现为酸痛、烧灼感、缩窄感或胀痛)、无力、气短、骨关节不适等。

(5)运动训练前要做准备活动,

— 129 —

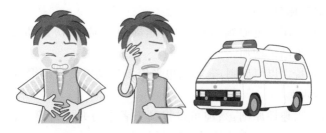

预热。一般采用医疗体操、太极拳等,也可附加小强度步行。

(6)合适运动量的主要标志:运动时稍出汗,轻度呼吸加快但不影响对话。运动强度为最大心率的 70%～85%。每次运动锻炼的时间,一般持续 10～60 分钟、每周 3～5 次的频率。

(7)在心绞痛发作和心肌梗死病灶尚未修复时期不要运动。

(8)清晨 3～8 时是老年心脏病的危险期,此时血压最高,易卒中猝死。建议在上午 10 时左右或者下午 3 时左右锻炼最好。每次外出锻炼时,应随身携带保养盒(急救盒)。

(9)运动后不要马上洗浴。

(10)起床时应注意"三个半分钟",即①睡醒后在床上躺半分钟;②起床前在床上坐半分钟;③下地前两腿垂在床沿再等半分钟。

(11)早晨起床前做胸部按摩方法:仰卧,将左右两手掌重叠于心前区,然后按顺时针方向旋转 50 次,接着又以逆时针方向旋转 50 次,完成后可舒展手臂,活动上肢。待自我感觉良好后再起床。

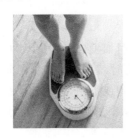

(12)避免任何形式的举重或等长运动(等长运动就是用力来搬动一个重物)。心力衰竭治疗的原则是尽量减少(而不是增加)心脏的负担,不要举超过 5 千克的重物。

(13)体重检测:测量清晨空腹如厕后的体重为干体重。用相同的秤,穿同样的衣服测量体重。如果您发现体重持续增加(如每两天增加 2 千克),或是体重减轻并感到头晕(严重的慢性心力衰竭患者约 50%出现临床或亚临床的营养不良,伴随体重下降的总脂肪消耗和低体重称为心源性恶病质),请与医生联系。

　　3. 活动方式选择

　　(1)步行:散步 3 千米/小时,每次 45 分钟至 1 小时,或每日走 800～2000 米。急行 5 千米/小时,步速每分钟 80～120 步,心率 100 次/分左右,每次 20～30 分钟。

　　(2)慢跑:适用于病情较轻和经过一定时间运动锻炼后的患者,只有在急行 2～3 千米而无心绞痛发作时才允许进行。跑步之前一定要先做热身动作;开始跑步时,可以隔天慢跑一次;坚持 2 周之后,用相同速度每天跑步;再坚持 2 周之后逐渐加快一些速度;坚持 1 个月后,跑速可达到每千米 10～15 分

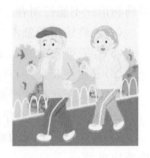

钟,跑步距离为 2～3 千米;跑步完毕时,也要做 5 分钟的整理活动。

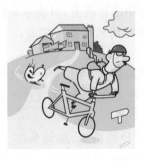

　　(3)骑车:在我国几乎家家有自行车,人人会骑,并可结合上下班进行锻炼。应将车座高度和车把弯度调好,行车中保持身体稍前倾,避免用力握把。骑车因交通拥挤,精神容易紧张。因此,可在晨间或运动场内进行。使用功能自行车可在室内进行运动,优点是负荷量容易调整,运动量容易计算。

　　(4)气功:注意呼气不要过于深长,切忌闭气,每日做 2～4 次,每次约 30 分钟。

(5)太极拳:早、晚各 1 次,每次 10～20 分钟。

(6)其他:如游泳、骑自行车等康复手段,患者可根据实际情况选用。

4. 什么情况下的冠心病患者不可以运动

(1)在安静情况下常有心绞痛发作者,各类冠心病经治疗不能控制者。

(2)轻微活动即感到心悸、气短、喘息或伴有心功能不全者。

(3)有严重的心律失常、心动过速、心动过缓、房室传导阻滞,经药物治疗不能控制者。

(4)急性感染期患者。

(5)伴有严重的高血压病。

(6)心肌梗死合并心包炎、心肌炎者。

(7)三支冠状动脉严重狭窄达 80％～90％者。

(8)合并糖尿病,治疗后病情未控制者。

(9)有明显的心肌缺血表现及合并血栓性静脉炎,或近期有栓塞病史者。

5. 冠心病患者外出旅游的注意事项

(1)旅游只限于心功能较好的患者:心功能Ⅱ级者,不可远游,尤其避免爬山、游泳等剧烈活动。心功能Ⅲ级者,只能在室内或住地周围的风景区进行活动。心肌梗死后康复期的患者,3 个月内不能做长途旅游。

(2)避免过度疲劳:每日活动时间不超过 6 小时,睡眠休息时间不少于 10 小时。时间和日程安排宜松不宜紧,路途宜短不宜长,活动强度宜小不宜大。

(3)选择好的旅游季节:春季旅游对神经系统、运动系统、内分泌系统尤其是心血管系统,有很好的影响,可以促进新陈代谢等生理变化过程。

十一、心律失常患者的运动指导

1. 注意劳逸结合　生活要有规律,起居有常。工作量要同自己的体质与疾病相适应,切不可做力不从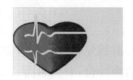心的工作。选择合适的体育锻炼,如散步、慢跑、保健操、太极拳、气功等。活动量应以活动后不感到气急、心慌、胸闷等为度。应节制房事,性兴奋会诱发心律失常。

2. 注意休息　心律失常的发生与加重,往往与过度的疲劳和情绪激动有关。如窦性心动过速、偶发房性期前收缩、偶发室性期前收缩、阵发性室上性心动过速,经过休息及调理情绪后,期前收缩及过速的心率可恢复正常;而有器质性心脏病患者的心律失常,虽然经过休息调养,期前收缩可以减少,但完全消失及控制,往往需要配合药物治疗。

3. 心律失常患者的工作　心律失常患者能不能工作取决于心律失常的严重程度。

偶发的窦性心动过速或窦性心动过缓及心律失常,偶发的期前收缩,对于心排血量及人体没多大的影响。

阵发性心动过速的患者如果没有器质性的心脏病,发作过后亦如常人。

长期因风湿性心脏病、冠心病、高血压性心脏病引起的心房纤颤,如果心室率在 60～70 次/分,心功能良好,可以参加力所能及的工作。

对于快速性持续心房颤动、心房扑动及阵发性室上性心动过速不能耐受者,高度房室传导阻滞及频发、多源性室性期前收缩的患者,不仅不能工作,而且要积极治疗。

有晕厥史的患者避免从事驾驶、高空作业等有危险的工作,发生头晕、黑矇时应立即平卧,以免发作晕厥而摔伤。

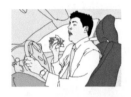

4. 心律失常患者日常生活　心律失常患者应保证充足的睡眠,中老年患者,每天都不应少于 8 小时。饭后不宜立即就寝,因为饭后迷走神经兴奋性增高,会抑制心搏。饭后立即就寝有可能会出现心脏骤停。就寝时间应安排在饭后 2～3 小时,睡眠姿势宜采取右侧卧位,双腿屈曲。

十二、病毒性心肌炎患者的活动指导

病毒性心肌炎是感染病毒引起的。对易感冒者平时应注意营养,避免过劳,选择适当的体育活动以增强体质。避免不必要的外出,必须外出时应注意防寒保暖。感冒流行期间应戴口罩,避免去人口拥挤的公共场所活动。

1. 急性发作期　一般应卧床休息 2～4 周,急性期后应休息 2～3 个月。严重心肌炎伴心界扩大者应休息 6～12 个月直到症状消失。心肌炎后遗症者可尽量与正常人一样的生活工作,但不宜长时间看书、工作,甚至熬夜。

2. 恢复期　根据自己的体力参加适当的锻炼,如散步、保健操等,可早日康复及避免后遗症。心肌炎后遗症只要没有严重心律失常可参加一般性的体育锻炼,如慢跑、跳舞、太极拳等,持之以恒对疾病的康复肯定是有利的。

十三、心脏瓣膜病患者的活动指导

1. 非手术治疗期活动注意事项

（1）注意休息，劳逸结合，防止因过重体力活动而受累。但在心功能能耐受情况下，可进行适量的轻体力活动或轻体力的工作。

（2）心房颤动的患者不宜做剧烈活动。

（3）对风湿活动期的患者，应卧床休息，待发热、关节痛等症状基本消失，血液化验正常后逐渐增加日常工作活动。

（4）在心功能代偿期，避免剧烈活动和过度疲劳，增加休息时间。

（5）风湿性心脏病患者出现重度心力衰竭时绝对卧床休息，取高枕卧床或半卧位。

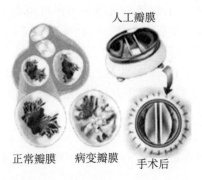

人工瓣膜

正常瓣膜　　病变瓣膜　　手术后

2. 心脏瓣膜病患者术后活动注意事项

（1）术后 3 个月内充分休息

①"换瓣"手术后 1 周，如无并发症，患者即可出院。

②回家以后，患者一般需休养 3～6 个月。术后 3 个月内是恢复手术创伤、稳定各系统和器官功能的重要阶段，在此期间应充分休息，避免感冒。生活要有规律，不宜过度疲劳和过度兴奋。可适当活动（如散步、做少许家务等），但若在活动中有心慌、气短等不适，应立即休息，并适当减少活动量。

③在术后 2 周即可洗淋浴，洗澡时应注意避免受凉，也不要搓擦伤口，洗澡后应用消毒药水清洁伤口。若发现切口有渗液、

红肿等异常症状,应立即去医院就诊。

④由于胸骨的愈合时间一般为 3 个月左右,故在术后早期应避免扩胸运动,也不要提重物或抱小孩。另外,在术后 3 个月内不要开车。

(2)逐渐恢复常态

①若恢复顺利、无并发症发生,可于术后 3 个月起,循序渐进地增加活动量(以"无心慌、气短"为度),直至逐渐恢复到正常的工作、生活状态。心脏瓣膜手术后 3 个月内不能提重物,以免影响胸骨切口的愈合。生活要有规律,防止过度疲劳,避免剧烈运动,适当进行身体锻炼。锻炼方式可以多样化,从料理家务、定时步行到上下楼梯等均可,持续时间及频率可根据个人情况逐步增加,循序渐进,以运动后无心悸、胸闷、疲劳为宜。

②术后 3～6 个月,根据您的心脏功能、体力情况及工作性质可以考虑半天轻工作,半天休息。体力劳动必须循序渐进,由轻到重,开始时先试行几日,若无症状,则可继续胜任;若感劳累或心慌气短则应暂缓,不可勉强。

(3)术后 6 个月后,一般情况下可以考虑恢复全天工作,由轻工作逐步过渡到正常工作,但心脏功能较差者应根据当时医生的嘱咐行事。

第4章

心血管病患者生活起居健康指导

一、排　便

1. 排便的注意事项　排便用力而诱发心律失常(有时甚至因此发生猝死)、心源性休克、心力衰竭。主要有以下原因。

(1)用力大便对血压、心率及心脏负荷的影响较正常排便大5倍。

(2)由于用力排便,屏气过度,而使右心房压力增高,造成舒张期血流速度下降,病情突变,易导致严重的心律失常,阵发性呼吸困难甚至突然死亡。

(3)排便时用力,对周围静脉血栓具有抽吸作用,可引起肺栓塞。

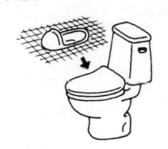

●坐便比蹲便好
　　腹部压力升高,血压也会跟着上升,对心脏是负担。因此,坐式马桶比较安全

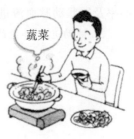

蔬菜

●改善饮食不便秘
　　粪便过硬就非得使劲不可,因此要避免便秘

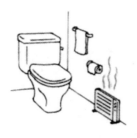

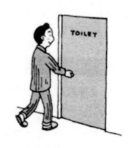

●厕所中保持温暖（尤其冬天）

　　最好能放个小暖炉加热。有困难时，使用温热坐便器也可以

●就寝前先上厕所

　　尤其是冬天，在寒冷的房间里睡到半夜起身，血压会突然上升，增加心脏负担

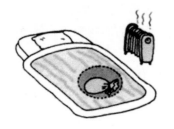

●冬天预先加热被窝

　　可使用电热毯等。冰冷的棉被会刺激尿意，加上憋尿就会造成血压升高

　　（4）便秘可导致腹胀及直肠充气,可使膈肌抬高反射性影响心率及冠状动脉血流量,进一步加重病情。

　　2. 协助老人排便的步骤

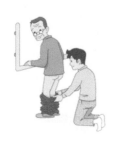

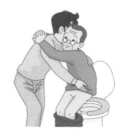

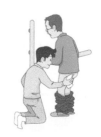

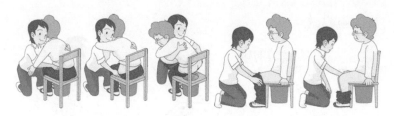

3. 更换成人尿不湿的步骤

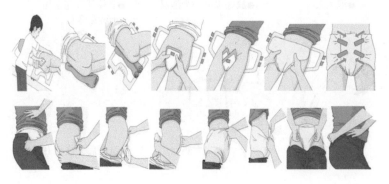

二、洗　澡

　　水面高出心脏越多,水压就越大,这股压力压迫到微血管和静脉,迫使血液一下子流回心脏,造成心脏负担,还会引起病症发作。

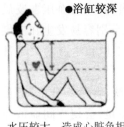

●浴缸较深

水压较大,造成心脏负担

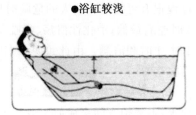

●浴缸较浅

水压较小,对心脏几乎不造成负担

错误泡澡示范

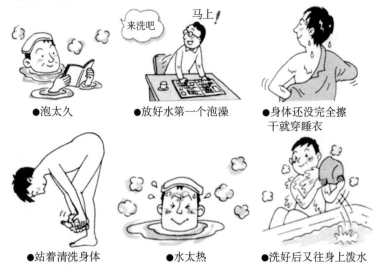

●泡太久　　●放好水第一个泡澡　　●身体还没完全擦干就穿睡衣

●站着清洗身体　　●水太热　　●洗好后又往身上泼水

三、睡　眠

　　一个人的一生中,有 1/3 多的时间是在睡眠中度过的。良好的睡眠,可调节生理功能、维持神经系统的平衡,是生命中重要的一环。睡眠不良、不足,翌日会使人头昏脑涨、全身无力。而睡眠过程很有可能是一些人的危险时段。研究表明,人的血压在凌晨3 时左右最低;消化性溃疡、哮喘及心肌梗死分别容易发生在凌晨2 时、4 时和清晨。由此可见,睡眠与健康、工作和学习的关系甚为密切。

　　1. 心脏病患者的睡前保养　晚餐应平淡,食量八分饱;适量饮水,不要怕夜间多尿而不敢饮水,进水量不足,会使夜间血液黏稠;睡前娱乐活动要有克制,即使看电视时间较长都会影响睡眠质量;按时就寝,上床前用温水泡足、推拿足心,有利于解除一天的疲乏。

冠心病患者宜采用头高足低右侧卧位。睡觉时,可以适当垫高下肢,使其稍高于心脏水平位置,这样有利于微循环的改善,减轻心脏的负荷,并确保身体在睡觉时的氧气供给,从而减少心绞痛的发生。若病情较重已发生心力衰竭,则宜采用半卧位,以减轻呼吸障碍。

2. **心脏病患者晨醒时刻的注意事项** 清晨刚醒来的一刹那是心绞痛、心肌梗死的多发时刻。因此,冠心病患者早晨醒来的第一件事不是仓促穿衣,而是仰卧 5～10 分钟,进行心前和头部的推拿,做深呼吸、打哈欠、伸懒腰、活动四肢,然后慢慢坐起,再下床穿衣。起床后及时喝一杯温开水,以稀释因睡觉时失水而变稠的血液,加速血液循环,可最大限度地防预心脏病猝发。

要养成按时入睡和起床的良好习惯,遵循睡眠与觉醒相交替的客观规律。这样,就能稳定睡眠,避免引起大脑皮质细胞的过度疲劳。严格的作息制度对于睡眠和觉醒这类生理过程来说意义重大。严格遵守作息时间能使我们的睡眠和觉醒过程可以像条件反射那样来得更自然、进行得更为深刻。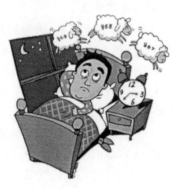

其次,睡前不要进行紧张的脑力劳动,避免剧烈的运动或体力劳动。取而代之的应该是在户外散步,尽量减少主观上的刺激。性格易于兴奋的人,睡前不宜进行激动人心的讲话,不宜看动人心弦的书刊,不宜观看使人久久不能忘怀的电影或戏剧。晚饭不要过晚,也不应吃得过饱。应该吃些容易消化的清淡食物,注意多食蔬菜,调料不宜用得过重。

另外,睡前不宜吸烟、忌饮浓茶或咖啡等刺激性饮料,也不要喝过多的饮料或流质。烟、茶和咖啡等会刺激大脑,使大脑不易进入抑制状态。而饮服过多流质会导致尿频影响睡眠。众所周知,睡前刷牙,洗脸是必要的,这能促进血液循环,使人易入梦乡。当然,也要注意夜间环境舒适,卧室整洁,空气流通,以益于健康。

四、环 境

1. **忌寒冷天** 寒冷很容易导致心血管痉挛,对于心脏病患者来说,可能诱发大面积心肌梗死,导致猝死。老年人对气温变化适应能力差,寒冷会引起血管痉挛、血压升高,造成血管舒张功能障碍。

因此,当寒冷天气冠心病患者需要外出时,除衣服、鞋要穿得暖和外,一定要戴上口罩和帽子,避免冷风从呼吸道进去,对血管、对肺造成伤害。

2. **忌雾天** 雾天,大量的粉尘、细菌等有害物质进入到体内,加重血液污染的机会,阻断血液中氧的供应,诱发心脏病。

因此在雾天,冠心病患者最好将锻炼改在室内或挑选其他合适的时间进行。万一要出门,可以选择戴口罩,但也不要在浓雾中停留太长时间。

3. **注意春天** 2～4月份虽然已经入春,但天气变化无常,忽冷忽热,容易引起血管痉挛,特别是冠心病患者伴有血管硬化、血管狭窄等危险因素时,气候的突然变化常常会刺激血管痉挛而引起心肌供血减少,严重的会诱发心绞痛、心肌梗死,而且随着春季的转暖,人们的户外活动增多,心肌耗氧量也随之增加。患有冠心病的人,心脏对由静止期到活动期的负荷量耐受性一时不适应,加上有此患者对活动量掌握得不好,活动量过大,容易诱发心绞痛或心肌梗死。

因此,春季冠心病患者锻炼时最好避开早晨,因为早晨,对于冠心病患者来说,血管里的动脉粥样硬化斑块容易出现不稳定状态。特别是在气温最低的早上,本来人体肾上腺素分泌就增多,再加上低温的刺激,如果用力活动,很可能促发心绞痛,严重时还有猝死的可能。

4. 个人环境　冠心病患者切忌过分激动、紧张,特别是大喜大怒,因当大喜大悲时,中枢神经应激反应可使小动脉血管异常收缩,导致血压上升、心搏加快、心肌收缩增强,使冠心病患者缺血、缺氧,从而诱发心绞痛或心肌梗死。

生活环境色调最好是绿色,或者蓝色等冷色调,能稳定情绪,宁神精气。噪声过大会影响心脏的负担,冠心病患者对噪声非常敏感的,生活环境要保持清静。噪声过大,会使人心情不安,心搏加快,血管收缩,血压升高。因此,居住环境要安静。

参考文献

郭航远,方唯一,马长生,等.2009.冠心病家庭与病房调护.杭州:浙江大学出版社.

李小寒,尚少梅.2006.基础护理学(4 版).北京:人民卫生出版社.

叶韦利.2010.心绞痛心肌梗死正确治疗与生活调养(中文翻译版).南京:广西科学技术出版社.

张军,孙英.2009.超级图解高血压·动脉硬化(中文翻译版).杭州:浙江科学技术出版社.